Thomas Gicquel

Dosage du LSD et de ses métabolites dans les matrices biologiques

Thomas Gicquel

Dosage du LSD et de ses métabolites dans les matrices biologiques

Application en toxicologie médico-judiciaire

Presses Académiques Francophones

Impressum / Mentions légales
Bibliografische Information der Deutschen Nationalbibliothek: Die Deutsche Nationalbibliothek verzeichnet diese Publikation in der Deutschen Nationalbibliografie; detaillierte bibliografische Daten sind im Internet über http://dnb.d-nb.de abrufbar.
Alle in diesem Buch genannten Marken und Produktnamen unterliegen warenzeichen-, marken- oder patentrechtlichem Schutz bzw. sind Warenzeichen oder eingetragene Warenzeichen der jeweiligen Inhaber. Die Wiedergabe von Marken, Produktnamen, Gebrauchsnamen, Handelsnamen, Warenbezeichnungen u.s.w. in diesem Werk berechtigt auch ohne besondere Kennzeichnung nicht zu der Annahme, dass solche Namen im Sinne der Warenzeichen- und Markenschutzgesetzgebung als frei zu betrachten wären und daher von jedermann benutzt werden dürften.

Information bibliographique publiée par la Deutsche Nationalbibliothek: La Deutsche Nationalbibliothek inscrit cette publication à la Deutsche Nationalbibliografie; des données bibliographiques détaillées sont disponibles sur internet à l'adresse http://dnb.d-nb.de.
Toutes marques et noms de produits mentionnés dans ce livre demeurent sous la protection des marques, des marques déposées et des brevets, et sont des marques ou des marques déposées de leurs détenteurs respectifs. L'utilisation des marques, noms de produits, noms communs, noms commerciaux, descriptions de produits, etc, même sans qu'ils soient mentionnés de façon particulière dans ce livre ne signifie en aucune façon que ces noms peuvent être utilisés sans restriction à l'égard de la législation pour la protection des marques et des marques déposées et pourraient donc être utilisés par quiconque.

Coverbild / Photo de couverture: www.ingimage.com

Verlag / Editeur:
Presses Académiques Francophones
ist ein Imprint der / est une marque déposée de
OmniScriptum GmbH & Co. KG
Heinrich-Böcking-Str. 6-8, 66121 Saarbrücken, Deutschland / Allemagne
Email: info@presses-academiques.com

Herstellung: siehe letzte Seite /
Impression: voir la dernière page
ISBN: 978-3-8416-2838-1

Copyright / Droit d'auteur © 2013 OmniScriptum GmbH & Co. KG
Alle Rechte vorbehalten. / Tous droits réservés. Saarbrücken 2013

TABLE DES MATIERES

ABBREVIATIONS

5-HIAA : acide-5-hydroxy-indol-acétique

5-HT : 5-HydroxyTryptamine

APCI : Atmospheric Pressure Chemical ionization

APPI : Atmospheric Pressure Photo Ionization

CE : Collision Energy

EE : Extraction Efficiency

ELISA : Enzyme-linked immunosorbent assay

ESCAPAD : Enquête sur la santé et les consommations lors de l'appel de préparation à la défense

HESI : Heated electrospray ionization

FDA : Food and Drug Administration

GABA : Acide gamma-aminobutyrique

GC-MS : Chromatographie en phase gazeuse couplée à la spectrométrie de masse

HPLC : Chromatographie liquide haute performance

INPES : Institut national de prévention et d'éducation pour la santé

iso-LSD : Isomère du LSD

IUPAC : International Union of Pure and Applied Chemistry

JAPD : Journées d'Appel à la Préparation à la Défense

JDC : Journée Défense et Citoyenneté

L-5-HTP : L-5-hydroxytryptophane

LAE : Lysergic acid ethylamide

LC : Liquid Chromatography

LEO : Lysergic acid ethyl-2-hydroxyethylamide

LLE : Liquid/Liquid Extraction

LSD : d-lysergic acid diethylamide

LSD-D$_3$: LSD deutéré

lumi-LSD : 10-hydroxy-9, 10-dihydro acide lysergique diéthylamide

m/z : masse / charge

MAO : Monoamine oxydase

MDMA : 3,4-méthylène-dioxy-N-méthylamphétamine

ME : Matrix Effect

MS : Mass spectrometry

Nor-LSD : N-desmethyl-LSD

O-H-LSD : Oxo-hydroxy-LSD

OFDT : Observatoire français des drogues et toxicomanies

PE : Process Efficiency

PHPD : Persisting Hallucinogen Perception Disorder

RIA : Radioimmunoassay

SIM : Selected Ion Monitoring

SINTES : Système d'identification national des toxiques et substances

SPE : Solid Phase Extraction

SRM : Selected Reaction Monitoring

THC : Tetrahydrocannabinol

TREND : Tendances Récentes Et Nouvelles Drogues

UPLC-DAD : Ultra-performance liquid chromatography method with diode array detection

TABLE DES FIGURES

TABLE DES TABLEAUX

INTRODUCTION

Le LSD, de l'allemand *Lysergsäurediethylamid*, est une substance hallucinogène utilisée à but récréatif. Egalement connue sous le nom d' « acide », cette molécule à propriétés psychotropes est classée en France comme stupéfiante selon l'arrêté du 22 février 1990[1]. Très consommé dans les années 1960-1970, le LSD est intimement lié à la culture hippie, même si aujourd'hui, sa consommation se fait surtout dans les « rave-partys ».

Le LSD est connu sous différents noms : LSD 25, acide, ace, buvard, blotter, timbre, carton, peutri, peupeu, toncar, cube ou encore trip. Cette drogue est consommée principalement par voie orale sous forme de buvards, ressemblant à des timbres illustrés. Elle peut également être trouvée sous d'autres formes : liquide (gouttes), capsules, comprimés (pills), de petits carrés de plastique ou de blocs de gélatine gastrosolubles (gelatine, gelat', windowpane) ou de micropointes (Vincent F. 1998) (Figure 1).

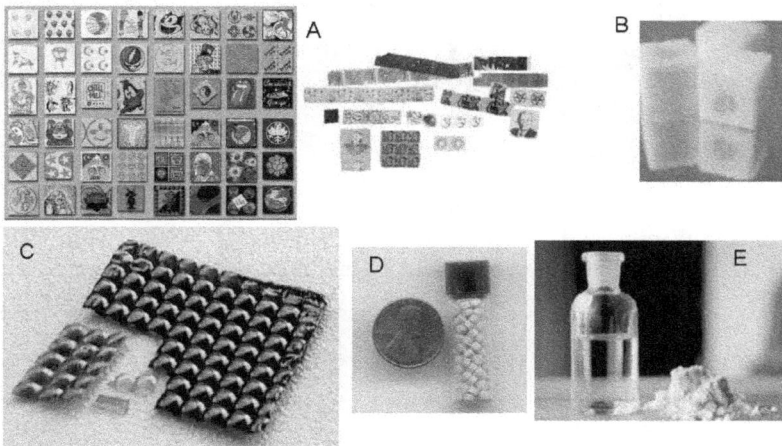

Figure 1. Différentes formes de LSD (A : buvards, B : LSD déposé sur un sucre, C : gélatine, D : micropointes, E : liquide et poudre)

---

[1] Arrêté du 22 février 1990 fixant la liste des substances classées comme stupéfiants (Code de la Santé Publique)

Les modes de consommation varient : avalé seul, enveloppé dans du papier à cigarettes, mélangé avec une boisson, imprégné sur un bonbon, un biscuit ou un morceau de sucre. Le buvard peut également être laissé sur ou sous la langue, ou entre la joue et la gencive. D'autres voies d'administrations plus marginales sont connues : sous forme injectée, fumée ou instillée dans l'œil sous forme liquide (Nelson CC et Foltz NL. 1992).

Les illustrations retrouvées à la surface des buvards sont souvent colorées et représentent des formes géométriques, des personnages de bandes dessinées, de cartoons, des divinités hindoues ou même des personnalités dont Albert Hofmann, l'inventeur du LSD (Figure 2).

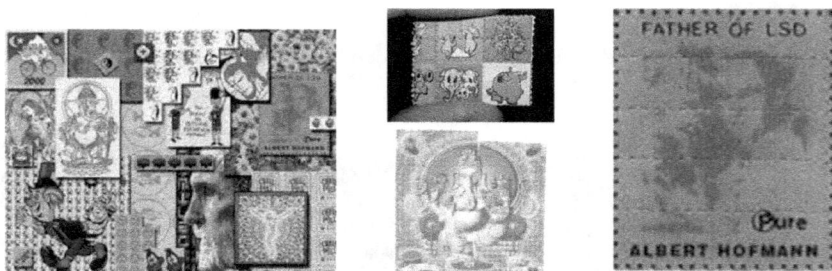

Figure 2. Différentes formes de buvards de LSD

Le LSD est un puissant hallucinogène, il est donc principalement utilisé dans un but récréatif. Les hallucinogènes (du latin *hallucinare* : se tromper, divaguer) sont classés par Delay et Deniker (1961) comme des psychodysleptiques. Ce sont des substances psychoactives capables d'induire des hallucinations visuelles, auditives ou parfois tactiles. Les effets ressentis sont dits psychédéliques (du grec *psyche* : l'âme et *dēlein* : visible). De tout temps, les hallucinogènes ont été consommés pour leurs capacités à modifier la pensée, l'humeur et la perception de façon transitoire (Halpern JH. 2003).

Les effets du LSD sur une personne ne sont pas prédictibles, ils dépendent de la dose ingérée, de la fréquence d'usage, de la personnalité du consommateur, de son humeur, ses attentes et son environnement. Les premiers effets apparaissent rapidement et à très petite dose, les effets psychiques sont ressentis dès l'absorption de 25 microgrammes.

La sensation que procure le LSD, qualifiée de « trip » dure entre 5 et 8 heures. Ce voyage débute par l'apparition de troubles psychiques à dominante hallucinatoire : visions colorées, distorsion d'objets réels, hallucinations géométriques. Les sons sont amplifiés ou assourdis, c'est l'ébauche de troubles de la dépersonnalisation (Vincent F. 1998).

Lorsqu'elle est bien vécue, l'expérience est décrite comme très agréable : « *l'impression de renaître et de tout redécouvrir, tout ce qui t'entoure est nouveau, les choses les plus banales deviennent uniques, extraordinaires* » selon son créateur, Albert Hofmann. Cependant, lorsque l'effet s'estompe, la « descente » peut-être très déplaisante entrainant un état confusionnel, des angoisses, des crises de panique, de paranoïa ou des bouffées délirantes. Le sujet doit alors reprendre contact avec le monde extérieur et sa personnalité habituelle. En effet, les acides peuvent entrainer des états confusionnels et des accidents psychiatriques graves et durables. De plus, chez certaines personnes, les sensations ressenties peuvent être mal vécues, on parle de « bad trip ». Le consommateur ressent de la terreur, des hallucinations effrayantes ou des troubles anxieux pouvant aller jusqu'à l'attaque de panique avec risque de passage à l'acte (Smith DE et Seymour RB. 1985).

L'objectif principal de cette étude a été de mettre au point une technique de dosage du LSD et de ses métabolites au CHU de Rennes. En effet, il nous semblait important de disposer de cette technique au laboratoire de Toxicologie Biologique et Médico-légale du CHU de Rennes, notamment dans le cadre médico-judiciaire.

La première partie de ce travail a donc été de mettre au point et de valider une méthode de dosage du LSD, de son isomère l'iso-LSD et de leurs métabolites, le N-desmethyl-LSD (nor-LSD) et l'oxo-hydroxy-LSD (O-H-LSD) dans le sang et l'urine par chromatographie phase liquide couplée à la spectrométrie de masse en tandem (LC-MS/MS). L'extraction du LSD dans ces matrices complexes a du être optimisée en phase solide (SPE).

Dans un deuxième temps, nous avons appliqué cette méthode dans un cadre médico-judiciaire et pu mettre en évidence le LSD et ses métabolites chez un homme décédé suite à une chute d'un point élevé.

I. Le LSD

1.1. Historique du LSD

Dans son livre autobiographique « *LSD: My Problem Child : reflections on sacred drugs, mysticism, and science* » Albert Hofmann raconte comment il a synthétisé ce puissant hallucinogène : « *En 1938, j'ai produit un dérivé de la série de l'acide lysergique, le LSD-25... pour l'usage du laboratoire* ». La 25ème substance synthétisée par Hofmann sera « l'enfant à problème ».

1.1.1. L'ergot de seigle

L'ergot de seigle est un champignon du groupe des Ascomycètes, qui parasite le seigle, mais aussi le froment et l'orge. Il s'agit de la forme résistante du champignon *Claviceps purpurea* pendant son cycle de reproduction (Keller U. 1999). L'ergot se présente sous la forme d'une excroissance, le sclérote qui se fixe au niveau des caryopses des céréales. De forme plus ou moins arquée, il mesure de 1 à 4 centimètres de long sur 3 à 8 millimètres de large, il est de couleur pourpre foncé et vire au noir lorsqu'il est à maturité (Figure 3).

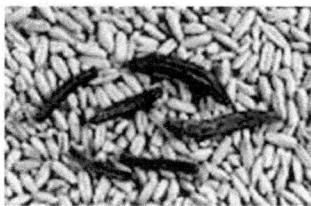

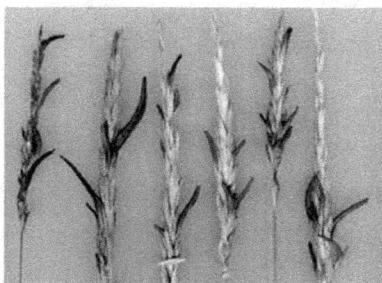

Figure 3. Ergot de seigle

La composition de l'ergot de seigle est très complexe avec notamment de nombreux alcaloïdes indoliques dans le sclérote. Ces molécules sont des dérivés de l'ergoline, un alcaloïde tétracyclique (Ghysel MH et Trotin F. 2004).

La toxicité provient des mycotoxines, comme l'ergotoxine, que le champignon produit et qui peuvent être responsable d'intoxications en masse. Ainsi, la « maladie de l'ergot de seigle », est connue depuis le Moyen Age, où elle a fait plusieurs dizaines de milliers de victimes.

Les composés ergotés alcaloïdes se concentrent dans les graines de seigle, qui servent à produire de la farine. Le pain noir, confectionné à base de farine de seigle a été à l'origine de nombreuses intoxications lorsque le seigle était ergoté.

Ainsi, la consommation de ces composés est à l'origine de l'ergotisme également appelé « Feu de Saint-Antoine », « Feu Sacré » ou « Mal des Ardents » qui provoquait douleurs abdominales, ivresses, convulsions, hallucinations, gangrènes des membres, et brûlures internes jusqu'à entrainer la mort. Les victimes, qui survivaient malgré l'intoxication, étaient brûlées vives en place publique suspectées d'être possédées par le démon. Des épidémies d'ergotisme ont ravagé l'Europe jusqu'en Russie sans connaitre la raison de ce fléau. Ce n'est qu'au XVIIème siècle que l'ergot de seigle fut identifié comme le responsable de cette étrange pathologie provoquée par la consommation de pain.

Les progrès de l'agriculture ont permis de réduire la fréquence de cas d'ergotisme, mais cette pathologie a été observée jusqu'au milieu du 20ème siècle. En effet, pendant l'été 1951, la commune française de Pont-Saint-Esprit dans le Gard est frappée par une série d'intoxications alimentaires qui ont fait 7 morts et plusieurs centaines de malades. On soupçonne du pain contaminé d'être à l'origine de ces troubles ayant notamment entrainé une trentaine de cas de démence obligeant un internement en hôpital psychiatrique. Cette affaire du « Pain maudit » reste encore aujourd'hui une énigme[2].

---

[2] *Le pain maudit* par Steven Laurence Kaplan, 2008, Edition Fayard

La première utilisation de l'ergot de seigle à des fins médicales, pour déclencher l'accouchement a été trouvée dans les notes d'Adam Lonitzer, un médecin allemand en 1582. Bien que l'ergot de seigle ait été longtemps utilisé par les sages-femmes, son utilisation comme ocytocique a été abandonné car l'incertitude de la dose absorbée pouvait conduire à des spasmes et être dangereux pour l'enfant (Minghetti A et Crespi-Perellino A. 1999).

1.1.2. Découverte du LSD

En 1918, au sein du laboratoire Sandoz®, à Bale, le professeur Arthur Stoll identifie l'ergotamine, le premier des douze alcaloïdes toxiques contenus dans le champignon *Claviceps purpurea*. Le laboratoire de chimie s'intéresse particulièrement aux composés provenant de l'ergot de seigle.

Sous la direction d'Arthur Stoll, Albert Hofmann, un chimiste suisse fut chargé de travailler sur ces alcaloïdes dans le but de trouver une molécule permettant de réguler la pression sanguine.

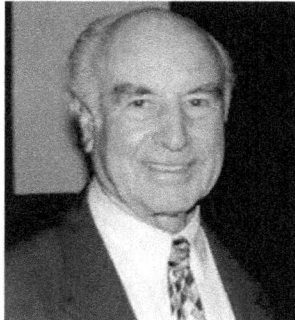

Figure 4. Albert Hofmann (1906-2008)

Les deux chimistes suisses synthétisèrent de nombreuses molécules dans les années 1930 en partant de la structure chimique de l'ergotamine et de son noyau, l'acide lysergique. En 1938, ils synthétisèrent le vingt-cinquième dérivé de l'ergotamine, un diethylether de l'acide lysergique, le LSD-25.

Sans le savoir, Albert Hofmann synthétisa l'une des drogues hallucinogènes les plus puissantes actuellement connues. Lors des tests pharmacologiques, le LSD-25 présentait une activité inférieure à celle de l'ergométrine et entrainait une agitation après administration aux animaux. Dans ce contexte, cette molécule ne semblait pas intéressante, il arrêta donc ses expérimentations. Cependant, en 1943, Hofmann et Stoll reprirent leurs recherches sur le LSD-25 après précipitation de la molécule de LSD sous forme de tartrate...

1.1.3. Expérimentations

En purifiant le composé au laboratoire, Hofmann vit apparaitre des formes colorées et se sentit pris de délires incontrôlables. Il rechercha si l'une des substances qu'il avait manipulées pouvait être responsable de cet état et incrimina le LSD. Cette expérience hallucinogène incroyable le poussa à la renouveler afin de vérifier les effets sur sa personne.

Ainsi, le 19 avril 1943, Albert Hofmann décide volontairement d'expérimenter le LSD en prenant une dose de 250 µg par voir orale, une dose qu'il pensait très faible. Le chimiste consigna par écrit l'ensemble des réactions ressenties après avoir ingéré la substance.

Dans son livre « Voyage acide » (1970) il raconte son expérience : « *16h20 : Absorption de la substance. 17h, Début d'étourdissement, angoisse, troubles de la vue, paralysies, rires. Retour en vélo à la maison* ». Lors de ce retour à domicile, il fut prit d'hallucinations et vit le monde de façon psychédélique. Ce tour de vélo restera mythique, puisqu'il s'agit de la première expérimentation volontaire du LSD qui entraina un « trip » à son inventeur. Certains buvards de LSD représentent d'ailleurs Hofmann sur son vélo (Figure 5).

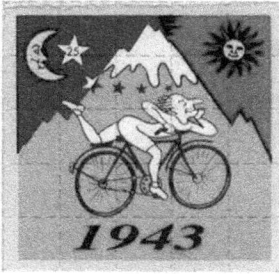

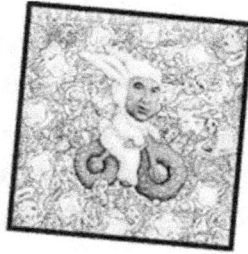

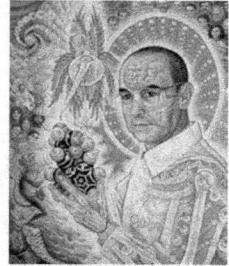

Figure 5. Représentations d'Albert Hofmann, premier utilisateur du LSD

Une fois rentré chez lui, le chimiste suisse raconte : « *les étourdissements et la sensation de faiblesse étaient par moments si forts que je ne pouvais plus me tenir debout et étais contraint de m'allonger sur un canapé. Mon environnement se transforma alors de manière angoissante. [...] les objets familiers prirent des formes grotesques et le plus souvent menaçantes. Ils étaient empreints d'un mouvement constant, animés. La voisine [...] n'était plus Madame R. mais une sorcière maléfique et sournoise au visage coloré. Je commençais alors progressivement à apprécier ce jeu insolite de formes et de couleurs qui continuait derrière mes yeux fermés. Des formes fantasmagoriques et bariolées déferlaient sur moi en se transformant à la manière d'un kaléidoscope, s'ouvrant et se refermant en cercles et en spirales, jaillissant en fontaines de couleur, se réorganisant et se croisant, le tout en un flot constant. Je remarquai notamment la façon dont toutes les perceptions acoustiques, tels que le bruit d'une poignée de porte ou celui d'une voiture passant devant la maison, se transformaient en sensations optiques. Chaque son produisait une image animée de forme et de couleur correspondante. [...] Un sentiment de bien-être m'enveloppait, comme si une vie nouvelle s'ouvrait. Le monde était comme recréé.* »

Les propriétés hallucinogènes de la molécule furent mises en évidence, mais les effets indésirables de la molécule se firent également ressentir : « *Mes vertiges et mes sensations de faiblesse prenaient de telles proportions par moments que je ne pouvais même plus me tenir debout : il me fallut m'allonger sur le canapé. [...] Mais il y eut plus grave encore que ces modifications grotesques du monde extérieur : les transformations que je ressentis en moi même, à l'intérieur de mon être. Tous mes efforts de volonté pour contenir cet éclatement du monde extérieur et cette dissolution de mon moi me paraissaient voués à l'échec. Un démon avait pénétré en moi, il avait pris possession de mon corps, de mes sens et de mon âme. Je sautai, je criai pour m'en débarrasser, mais finalement, je retombai épuisé sur le canapé. La substance que j'avais voulue expérimenter avait eu raison de moi. [...] Elle était ce démon sarcastique qui triomphait de ma volonté. [...] J'avais débarqué sur un autre monde où les notions de temps et d'espace étaient différentes. Mon corps me paraissait insensible, inerte, étranger. [...] Par moments j'avais l'impression d'être en dehors de mon corps ; et dans ces moments là, comme observateur extérieur, je prenais conscience de tout le tragique de ma situation. [...] Lentement, enfin je revenais d'un monde étrange, inquiétant, dans la réalité quotidienne familière. [...] C'est alors que je commençai à jouir du spectacle inouï de formes et de couleurs, qui durait encore derrière mes yeux fermés. Aussi changeantes que dans un kaléidoscope, des images multicolores, fantastiques arrivaient sur moi, s'ouvraient en cercles ou en spirales, puis se refermaient, telles des fontaines de couleurs jaillissantes, s'ordonnaient et se croisaient, en un flot ininterrompu* ».[3]

---

[3] *Voyage acide* par Albert Hofmann, 1970, l'Esprit Frappeur.

Albert Hofmann était persuadé que ce produit allait ouvrir un champ d'expérimentation psychique et thérapeutique extraordinaire, il en fait ainsi part à son laboratoire. Le professeur Rothlin, directeur du département de pharmacologie des laboratoires Sandoz, dut répéter lui-même l'expérience avec ses collaborateurs pour être convaincu du rapport d'Hofmann. Stoll et Hofmann déposèrent le brevet de l'isomère dextrogyre du LSD, le d-lysergic acid diethylamide en 1943 en Suisse et en 1948 aux USA.

Le LSD venait d'entrer dans l'histoire. Il fut expérimenté chez l'animal par les laboratoires Sandoz, et de nombreux dérivés furent synthétisés, dont aucun n'avait de propriétés aussi nettes sur le psychisme.

Werner Stoll, psychiatre et fils d'Arthur Stoll, fut le premier médecin à avoir testé le LSD sur des patients. Le premier rapport sur les effets du LSD est publié en 1947 dans le Schweizer Archiv für Neurologie und Psychiatrie sous le titre « Diethylamide de l'acide lysergique, un phantasticum du groupe de l'ergot » (Ghysel MH et Trotin F. 2004).

D'autres psychiatres s'intéressèrent également au LSD en Europe et aux Etats-Unis. Ainsi, Sandoz® débute la production de LSD sous le nom de spécialité de Delysid® à disposition des chercheurs (Figure 6).

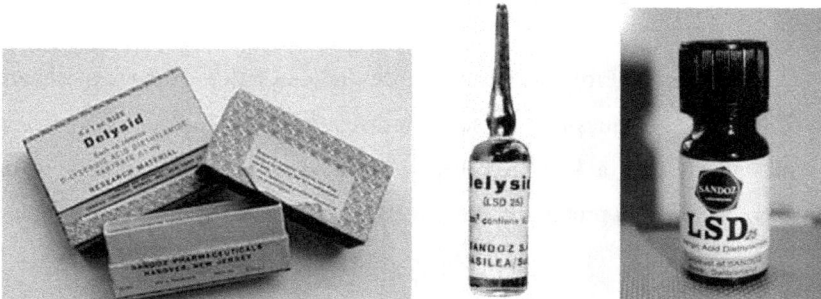

Figure 6. LSD commercialisé par Sandoz®

En 1951, le docteur Savage émet l'hypothèse de traiter la dépression grâce au LSD. Un peu plus tard, la première « LSD Clinic » ouvre en Angleterre où Sandison y expérimente la « thérapie psycholithique » avec de faibles doses de Delysid®. Osmond, aux États-Unis, invente la « thérapie psychédélique » en proposant une prise plus forte de LSD, susceptible selon lui de déclencher chez certains angoissés une expérience proche de l'illumination religieuse ou mystique, pour ensuite l'aider à reconstruire sa personnalité. Abramson se sert de LSD pour mener des cures de désintoxication de l'alcool, Bastiaan pour aider les survivants de camps de concentration à surmonter leur traumatisme. À Prague, le fameux psychiatre Stanislas Grof, inventeur de la « psychologie transpersonnelle », mène ses « LSD therapies » qu'il expérimentera auprès de plus de 3500 personnes, avec plus ou moins de succès. Ces psychiatres sont approvisionnés par Sandoz qui cherchait alors un débouché commercial et une utilisation médicale de ce produit. Pour cela, le laboratoire distribua des milliers de doses de LSD entre 1950 et 1960.

Grâce à ces travaux, les chercheurs pensaient pouvoir utiliser cette drogue pour traiter l'autisme (Sigafoos J et al. 2007), l'alcoolodépendance (Krebs TS et Johansen JO. 2012), la douleur ou les troubles psychiatriques (Dyck E. 2005).

À Paris, le Professeur Deniker, de l'hôpital Sainte-Anne, expérimente le LSD avec quelques-uns de ses jeunes confrères et étudiants. Quelques-uns auront du mal à s'en remettre, l'un d'entre eux se suicidera. L'usage thérapeutique du produit est controversé, les effets étant trop imprévisibles.

1.1.4. Age d'or du LSD

L'auto-expérimentation prend de l'ampleur et sort du cadre scientifique. Dans les années 1960, de plus en plus de personnes essayèrent le LSD dans un but récréatif, surtout aux Etats-Unis où son usage se répandit dans les cercles artistiques et universitaires.

Le LSD est alors fortement lié à la contre-culture américaine, « beat generation » d'abord, puis hippie dans les années 1960 et 1970. C'est à cette époque que commence à être signalé l'usage dans la rue de LSD sous forme de buvards. Les prises pouvaient aller jusqu'à 800 µg. La consommation de LSD augmente et, avec elle, les récits de « bad trip » commencent à se multiplier, quelques-uns parmi les plus fragiles sont balayés par la violence lysergique et se retrouvent en hôpital psychiatrique. Poètes, musiciens, écrivains, anthropologues, chercheurs et scientifiques sont nombreux à expérimenter le LSD. La consommation de cannabis a également explosé. Des millions de jeunes américains auront goûté à l'acide.

Quelques figures emblématiques du LSD inquiètent les autorités en prônant son usage. En 1961, Michael Hollingshead commande un gramme de LSD à Sandoz. Il dilue la drogue dans un pot de mayonnaise et fait 5000 doses de 200 µg. Il en consomme et en distribue à qui en veut. Ce sont les fameuses « Loving spoonful ».

Timothy Leary, professeur de psychologie à l'université d'Harvard va faire goûter la drogue partout autour de lui et pour cette raison, il est invité à quitter Harvard en 1963. Il devint ainsi à la fois le pape et le martyr du mouvement psychédélique. Avec quelques adeptes il s'installe à Millbrook où il délivre des prises contrôlées de LSD, Millbrook devint la Mecque du psychédélisme.

Une production clandestine de LSD commence à faire son apparition, Stanley Owsley se lance alors dans sa fabrication en Californie, il produit des millions de doses vendues 1 ou 2 dollars l'unité dans les concerts pop. Il fut arrêté en 1967 et 200 grammes de LSD furent saisis à cette occasion, ce qui représentait deux millions de doses.

Le point culminant de l'explosion du LSD aux Etats-Unis est atteint à l'été 1967, l'été de l'amour. Des milliers de hippies se retrouvent dans un quartier de San Francisco, des expérimentations de LSD ou « acid tests » sont organisés.[4]

Parallèlement, Hofmann continue ses recherches sur les substances hallucinogènes, découvrant entre autres la psilocine et la psilocybine dans les champignons mexicains que lui fournit un ami.

1.1.5. Artistes et LSD

Les hallucinogènes ont toujours été des sources d'inspiration pour les artistes. En effet, des proches de Walt Disney essayèrent les psilocybes, des champignons hallucinogènes, en vacances au Mexique. Cette expérience fut à l'origine du film « Fantasia » en 1940 et fit découvrir les psychodysleptiques à Hollywood.

Grâce à son effet supposé créatif, le LSD a eu une influence énorme dans le milieu artistique des années 1960-1970. Syd Barrett, guitariste et membre fondateur du groupe de rock Pink Floyd était connu pour être un consommateur de LSD et ceci aurait largement influencé ses compositions.

---

[4] *Acid Test* par Tom Wolfe, 1975, éditions du seuil

Figure emblématique de la scène psychédélique, il fut exclut du groupe en 1968 à cause de son comportement instable, probablement dû à une consommation excessive de LSD. D'autres musiciens, comme Keith Richards des Rolling Stones, ou les Beatles étaient connus pour être des amateurs de « trips ». On prête notamment au LSD l'inspiration de la chanson « <u>L</u>ucy in the <u>S</u>ky with <u>D</u>iamonds » des Beatles (Figure 7).

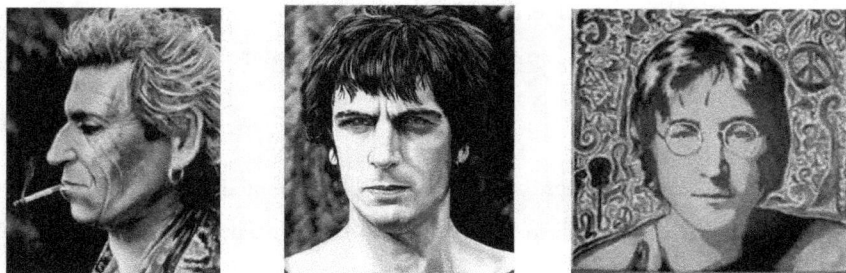

Figure 7. Artistes consommateurs de LSD
(Keith Richards, Syd Barrett, John Lennon)

Le milieu littéraire n'est pas en reste puisque Ken Kesey, l'auteur de "Vol au-dessus d'un nid de coucou" est un des premiers à promouvoir le LSD avec son groupe d'amis, les Merry Pranksters (littéralement, les joyeux lurons). C'est l'ère du psychédélisme.

1.1.6. LSD et politique

La découverte de l'extraordinaire puissance du LSD sur le psychisme laissait entrevoir en cette molécule un intérêt scientifique énorme, mais également une potentielle terrible arme chimique. Ainsi, Hofmann et Stoll ont attendu la fin de la seconde guerre mondiale pour publier leur découverte de peur qu'elle ne tombe entre les mains des Nazis. Les deux chercheurs craignaient que les allemands n'en fassent un usage militaire.

La CIA (Central Intelligence Agency), service de renseignements des Etats-Unis, s'intéressa également de très près à la molécule. Les membres de cette organisation espéraient faire du LSD un sérum de vérité conduisant à un état psychologique fragile, utile pendant les interrogatoires. Le docteur Sidney Gottlieb, un psychiatre militaire était chargé des recherches à la CIA sur les possibilités de contrôle mental, notamment pendant la guerre froide. Il se lança alors dans des expériences hasardeuses en faisant prendre du LSD à des patients, à leur insu. Certains se suicidèrent, d'autres finirent leurs jours en hôpital psychiatrique[5].

Le journaliste américain Hank Albarelli affirme dans son ouvrage *Le mal des ardents* (2010, Edition Biro) que l'affaire de Pont-Saint-Esprit était une opération de la CIA dans le cadre du projet de recherche MKULTRA. Selon lui, la CIA aurait volontairement réalisée une pulvérisation aérienne à base de LSD. La CIA est également accusée d'avoir contribué à la distribution de LSD aux hippies afin de détruire le mouvement de contestation contre la guerre du Vietnam.

1.1.7. Interdiction du LSD

Dès 1962, une restriction de sa distribution fut mise en place, une autorisation spéciale de la Food & Drug Administration (FDA) devint nécessaire pour s'en procurer aux Etats-Unis. Face aux nombreuses dérives, les laboratoires Sandoz® arrêtèrent la commercialisation du Delysid® en 1965.

---

[5] *Les Armes Secrètes de la CIA* par Gordon Thomas, 2007, Editions Point.

L'essor des communautés hippies va inquiéter les autorités. L'État de Californie, dont le gouverneur est le républicain Ronald Reagan, interdit l'usage du LSD le 6 octobre 1966, cette décision est rapidement suivie par les autres états aux USA. Une production clandestine de LSD commence à faire son apparition, alors que la vente et la fabrication de LSD deviennent un crime aux Etats-Unis en 1966. L'image populaire du LSD change et devient celle d'un produit dangereux.

La Food and Drug Administration (FDA) décrète que le LSD n'a pas d'utilité thérapeutique et possède un fort potentiel d'abus. Cet hallucinogène figure sur la liste des substances psychotropes d'après la convention internationale de l'ONU en 1971.

En droit français, le LSD est classé comme stupéfiant, au même titre que les champignons hallucinogènes. Ces hallucinogènes sont contrôlés par la loi du 31 décembre 1970 relative aux mesures sanitaires de lutte contre la toxicomanie et à la répression du trafic et de l'usage de substances vénéneuses. Ainsi, l'acquisition, la possession, la production, le transport, la cession et la vente d'hallucinogènes sont prohibés par le code de santé publique et le code pénal.

Peu avant sa mort, Albert Hofmann reconnaissait que sa découverte avait causé beaucoup de dommages en raison d'une utilisation détournée de sa découverte. Toutefois, il déclarait que grâce à ses travaux, des malades en fin de vie avaient vu leurs souffrances apaisées avec le LSD. Décédé à l'âge de 102 ans, Albert Hofmann conservera sa passion pour le LSD jusqu'à sa mort et fera son dernier trip à l'âge de 98 ans.

1.2. Epidémiologie du LSD

1.2.1. Profil du consommateur

Très consommé et banalisé par les hippies dans les années 1960 à 1970, le LSD a été librement distribué jusqu'à son interdiction en 1966. Peu à peu, « l'acide » devient moins populaire jusqu'aux années 1990 où ses effets psychédéliques sont recherchés par la génération techno. Généralement moins dosés que dans les années 1960, les buvards sont couramment gobés dans les raves parties et teknivals. Le LSD est passé des mains des hippies aux cheveux longs à celles des « teuffeurs » en treillis (Figure 6).

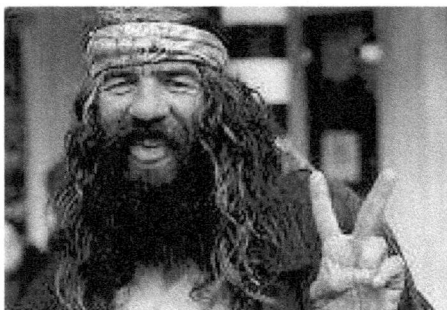

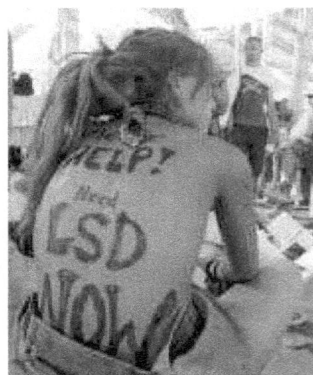

Figure 8. Consommateurs de LSD des années 60 à nos jours.

L'acide possède une bonne image dans le milieu underground, du fait de son aspect mythique, synonyme de liberté et de son faible coût, le LSD devient un invité habituel des soirées technos.

1.2.2. Consommation de drogues en France

Même si le baromètre Santé 2010 de l'INPES révèle qu'en France, le LSD est le deuxième hallucinogène le plus consommé après les champignons hallucinogènes, la fréquence de l'expérimentation de LSD en population générale est relativement faible (1,8% des personnes françaises âgées de 18 à 64 ans déclarent en avoir consommé au cours de leur vie) mais seulement 0,2% de la population a expérimenté le LSD en 2010 (environ 150000 personnes).

La consommation est beaucoup plus fréquente chez les hommes (2,7 %) que chez les femmes (0,9%) avec une expérimentation maximale de ce produit dans la catégorie des 26-34 ans (Tableau 1). Le niveau d'usage de LSD en population adulte apparaît stable depuis le début des années 1990.

	Ensemble n = 21 818	18-25 ans n = 2 899	26-34 ans n = 3 872	35-44 ans n = 5 368	45-54 ans n = 4 637	55-64 ans n = 5 042	Hommes n = 9 866	Femmes n = 11 952
Alcool	94,9	91,8	92,3	95,5	96,5	97,0	96,5	93,3
Tabac	78,3	76,3	79,7	79,5	80,1	75,4	82,7	74,2
Cannabis	32,8	47,3	51,7	38,0	22,6	10,1	40,5	25,4
Poppers	5,3	10,8	7,9	6,6	2,4	0,5	7,2	3,4
Cocaïne	3,8	6,0	7,6	3,7	2,2	0,6	5,5	2,2
Champ. hall.	3,2	4,9	6,7	3,0	1,9	0,5	4,9	1,6
Ecstasy /MDMA	2,7	4,2	6,8	2,5	0,7	0,1	4,0	1,4
Colles et solvants	1,9	2,7	3,2	2,2	1,4	0,3	2,7	1,1
LSD	1,8	2,1	3,4	1,4	1,3	0,9	2,7	0,9
Amphétamines	1,7	2,1	3,1	1,2	1,4	1,2	2,2	1,3
Héroïne	1,2	1,4	2,1	1,5	1,1	0,2	1,9	0,6

Tableau 1. Expérimentation des substances psychoactives suivant l'âge et le sexe parmi les personnes de 18-64 ans (en %) (Baromètre santé 2010, INPES)

Selon l'enquête ESCAPAD 2011 (Enquête sur la santé et les consommations lors de l'appel de préparation à la défense) qui a été conduite en France, en mars 2011 lors de la Journée Défense et Citoyenneté (JDC), (ex-Journées d'Appel à la Préparation à la Défense, JAPD), la consommation de LSD à l'âge de 17 ans reste stable (1,3 %) avec une prédominance masculine (1,7 % pour les garçons, 0,9 % pour les jeunes filles).

Dans l'Union Européenne, la prévalence la plus élevée d'utilisation de LSD est observée au Royaume-Uni.

La consommation de LSD en métropole est plus faible que d'autres drogues telles que l'ecstasy (1,9 %), les amphétamines (2,4 %), la cocaïne (3 %), les champignons hallucinogènes (3,5 %) ou le poppers (9 %) et bien loin derrière le cannabis (41,5 %) et l'alcool (91 %) Cependant, sa consommation est toujours supérieure à celle de l'héroïne (0,9 %) ou du crack (0,8 %) (ESCAPAD 2011). Dans les structures de premières lignes de soutien aux toxicomanes le taux de personnes consommant du LSD s'élève à 11%[6].

Cependant, ces chiffres peuvent être nuancés car selon la base SINTES (Système d'identification national des toxiques et substances) de l'OFDT, sur les échantillons déclarés comme étant du LSD, seuls 43% contenaient effectivement du LSD. Les autres produits retrouvés étaient principalement de la MDMA (18%), des amphétamines (18%) et 25% de ces échantillons ne contenaient aucun principe actif.

Par ailleurs, un large éventail de produits est consommé généralement en association avec le LSD : le cannabis, pour prolonger les effets et adoucir la « descente », l'ecstasy, pour ajouter une composante « love » ou « happy » à l'effet, et pour adoucir la descente, l'alcool, la cocaïne, le speed, pour atténuer les effets d'une trop forte « montée » ou le protoxyde d'azote qui accélère et amplifie la montée.

---

[6] Baromètre santé 2010, INPES

Les hallucinogènes sont principalement consommés à titre d'expérimentation chez les jeunes. Mais les utilisateurs courants sont surtout des adeptes de musique techno, prônant un mode de vie alternatif et marginal, même s'ils semblent mieux insérés professionnellement que les consommateurs de drogues dites « dures » comme l'héroïne. Cependant, le LSD est rarement consommé seul, il est souvent associé à de l'alcool ou à d'autres drogues[7].

En ce qui concerne les hallucinogènes, peu de changements ont été observés par rapport aux années précédentes, que ce soit en termes de disponibilité, de pratiques de consommation comme de profil d'usagers.

Un certain engouement pour le LSD (et la kétamine) est observé au sein du milieu festif. En effet, l'absence de tests salivaires de dépistage et la durée d'effet relativement courte contribue à donner une bonne image à ces deux produits en rave party (TREND 2010). De plus, le LSD est non seulement un psychotrope très puissant, mais également peu onéreux. En effet un « trip » avec 100 µg de LSD coutera environ 10 euros, là ou un gramme coute 40 euros pour l'héroïne et la kétamine et 80 euros pour la cocaïne (prix constatés à Rennes en 2012).

1.2.3. Etat des lieux à Rennes et ses environs

Même si les nouvelles drogues de synthèse commencent doucement à faire leur apparition dans la région, le cannabis reste la drogue hallucinogène la plus consommée, car elle est facilement accessible et a un coût modéré (4 à 12 euros le gramme). La consommation de LSD en Bretagne n'est pas significativement différente du niveau national.

---

[7] Tendances Récentes Et Nouvelles Drogues (TREND), 2008

Un retour vers l'ecstasy (ou MDMA) a été observé à Rennes en 2012, avec une autre forme de consommation que les comprimés, en inhalant la poudre chauffée sur un papier d'alu (« chasser le dragon »). Ce type de consommation est apprécié pour son effet rapide sur le système nerveux central, mais est plus onéreux (40 à 80 euros).

Les intoxications par les stupéfiants ne sont que rarement dues à une seule substance, en effet les drogues sont couramment associées entre elles. Ainsi un mélange « Calvin Klein » entre du LSD, des amphétamines, de la kétamine et de la cocaïne est actuellement en vogue dans l'Ille et Vilaine. Ce cocktail peut être inhalé en chassant le dragon, l'effet est alors immédiat. Le consommateur n'a pas besoin d'attendre l'absorption et la distribution du psychotrope, souvent jugées trop longues, pour profiter de ces effets tout en évitant l'administration par voie intraveineuse, plus complexe à mettre en œuvre.

1.3. Caractéristiques physico-chimiques du LSD

1.3.1. Propriétés physico-chimiques

Le LSD se présente sous la forme d'une poudre ou d'un cristal solide incolore ou légèrement blanc, sans odeur et sans gout. Son numéro CAS est 50-37-3. La molécule est soluble dans l'eau et dans l'alcool, et donne des solutions incolores et inodores. Sous forme de cristal, il peut émettre des flashs blancs lorsqu'il est secoué et possède la particularité de présenter une fluorescence bleue sous une lumière ultraviolette (Figure 9).

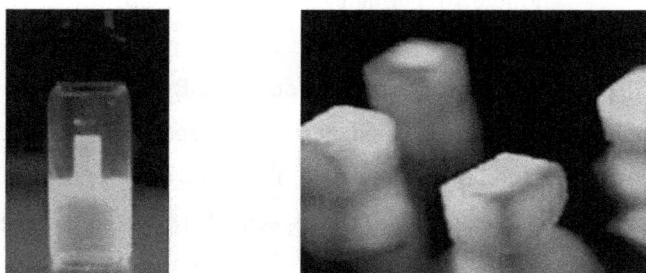

Figure 9. Le LSD sous exposition à la lumière ultraviolette

La formule brute de l'acide lysergique diethylamide est $C_{20}H_{25}N_3O$ (Nom IUPAC : (8β)-N,N-Diethyl-6-methyl-9,10-didehydroergoline-8-carboxamide). Sa masse molaire est de 323,42 g.mol^{-1} et son point de fusion est situé entre 80 et 85°C.

Le LSD est une molécule indolé faiblement basique (pKa = 7,8) à noyau tétracyclique structurellement proche de la sérotonine. Il possède des propriétés chirales grâce à deux carbones asymétriques en C_5 et C_8. Ainsi, la molécule existe sous forme de quatre stéréoisomères optiquements actifs : les composés dextrogyre et lévogyre du LSD et de son isomère l'iso-LSD, respectivement d-LSD, l-LSD, d-iso-LSD et l-iso-LSD. Cependant, seul le LSD dextrogyre (+)-d-LSD, de configuration absolue (5R, 8R) est psychoactif (Figure 10).

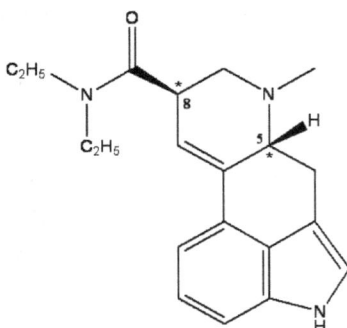

Figure 10. Formule chimique développée du LSD

Il existe des tests d'identification du LSD comme la fluorescence par exemple après chromatographie en couche mince, une réaction colorée (bleue à pourpre) en présence du réactif d'Ehrlich mais également par analyse spectrale (ultraviolet, infrarouge, ou spectre de masse) (Vincent F. 1998)

1.3.2. Stabilité

L'acide lysergique diethylamide est une molécule particulièrement sensible à la lumière, au pH et à la température. Afin de conserver la molécule intacte, de bonnes conditions de stockages sont indispensables.

La molécule est sensible à deux endroits de sa structure chimique. La fonction carboxamide (en position C_8) peut être affectée en présence d'un pH ou d'une température élevée et produire un processus d'épimérisation, en formant un isomère du LSD, ou iso-LSD (Li Z *et al.* 1998). Ce produit est une impureté biologiquement inactive entrainant un mélange LSD/iso-LSD lors de la synthèse (Reuschel SA *et al.* 1999a). La double liaison située entre les carbones 9 et 10 peut être hydrolysée en présence d'eau ou d'alcool.

Cette réaction est favorisée par les UV de la lumière du soleil (hydratation photocatalytique) et va former un composé : le lumi-LSD ($C_{20}H_{27}N_3O_2$ ou 10-hydroxy-9, 10-dihydro-(+)-acide lysergique diéthylamide), inactif chez l'homme (Laing RR. 2003). Cependant, sous forme de sel (tartrate) dans l'eau conservé à basse température à l'abri de l'air et de la lumière, le LSD est une molécule relativement stable.

La littérature diverge quant à la stabilité du produit dans les matrices biologiques.

Influence de la température

L'influence de la température sur la dégradation du LSD et de ses métabolites, le nor-LSD et le O-H-LSD a été clairement démontrée, mais ce mécanisme n'est pas bien connu (Nelson CC et Foltz RL. 1992). Skopp *et al.* (2002) ont mesuré la stabilité du LSD dans de l'urine surchargée de volontaires sains stockée à l'abri de la lumière à -20°C, 4°C, 22 °C et 40 °C pendant plusieurs jours. Les résultats montrent que tous les analytes sont stables dans de l'urine stockée à -20°C. Alors qu'à 22°C ou 40°C les concentrations de LSD, O-H-LSD et nor-LSD diminuent rapidement. Selon Chung *et al.* (2009), des échantillons biologiques conservés à 4°C entre 2 et 4 mois, puis congelés à -50°C pendant 10 ans, ont pu être quantifiés avec succès.

Il semble que le LSD soit stable dans un échantillon urinaire stocké à température ambiante pendant 3 jours, s'il est protégé de la lumière (Reuschel SA *et al.* 1999a). Enfin, selon une étude récente de Martin *et al.* (2013), le LSD et ses métabolites stockés à -20°C seraient stables plus de 6 mois.

- **Influence de la lumière**

La concentration en LSD et ses métabolites dans les échantillons exposés à la lumière du jour diminue très rapidement. Le LSD semble plus sensible à la lumière que ses métabolites (Skopp G *et al.* 2002), sa réaction de photodégradation par les rayons ultra-violet réside dans l'hydratation de la double liaison en C_{9-10} (Li Z *et al.* 1998).

Ainsi, il semble important dans un cadre médico-judiciaire, de transporter rapidement les échantillons et d'avoir des conditions de stockage à l'abri de la lumière et de la chaleur. Le résultat sera plus précis lorsque l'analyse a été effectuée rapidement.

Le LSD est sensible aux ultra-violets et à la chaleur, mais la molécule est stable un mois dans les urines. Il reste 37 % de la concentration initiale dans un échantillon conservé à température ambiante à la lumière pendant 222 jours et 63 % si conservé au réfrigérateur (Augsburger M et Mangin P. 1998).

- **Influence du pH**

Un pH urinaire compris entre 5 et 8,5 n'influe pas sur la valeur du dosage (Fixon G *et al.* 1998). Cependant, un pH extrême pourrait altérer le LSD ou ses métabolites.

1.3.3. Synthèse

De nombreuses méthodes de synthèse du LSD ont été rapportées, toutes consistent en un couplage de l'acide lysergique et du diethylamide. Hofmann a mis au point plusieurs techniques de synthèse grâce à un azide intermédiaire (1955), de l'acide trifluoroacetique anhydre (1956), de l'acide sulfurique anhydre (1959), de l'acide chlorhydrique en présence de trichlorure de phosphoryle (1963) ou de l'oxychloride de phosphore (1973).

Certaines méthodes ne sont pas appropriées car elles génèrent trop d'intermédiaires de synthèse ou du iso-LSD, inactif. La synthèse en présence de trichlorure de phosphoryle (POCl$_3$) est la plus rapide et est celle qui génère le moins d'intermédiaires (Hoffman AJ et Nichols DE. 1985). Le LSD synthétisé illégalement et de manière imparfaite dans des laboratoires clandestins contient fréquemment de l'iso-LSD ainsi que des diastéréoisomères inactifs. Les impuretés peuvent être éliminées par chromatographie, ou par extraction par des solvants organiques (Ghysel MH et Trotin F. 2004). La pureté peut être identifiée par le spectre infrarouge, le spectre de masse ou plus simplement par l'émission de lumière blanche produite par la molécule lorsqu'elle est agitée à l'obscurité. Le LSD étant relativement instable, il est synthétisé tant que possible à basse température, à l'abri de la lumière et recristallisé sous forme de tartrate de LSD.

La synthèse du LSD ne demande pas de grandes compétences en chimie, d'autant plus que les produits, les techniques et les conseils sont facilement accessibles sur internet. Ceci peut inciter des personnes mal intentionnées à se lancer dans un véritable trafic de stupéfiants en ne disposant que d'un petit laboratoire à domicile. Ainsi, un étudiant breton de 21 ans a été retrouvé hagard, errant dans les rues de Brest, après avoir expérimenté « son » LSD, comme l'avait fait Hofmann 70 ans plus tôt[8].

De nombreux analogues du LSD ont été également été synthétisés. Ces dérivés consistent généralement à la modification chimique du groupement amide, parfois accompagné de substitution sur le noyau indolique, cependant aucun composé n'a montré une puissance comparable à celle du LSD (Hoffman AJ et Nichols DE. 1985).

---

[8] Yannick Guérin, article du 6-7 avril 2013, Ouest-France

1.4. Pharmacocinétique

Le LSD-25 ayant rapidement été classé sur la liste des stupéfiants sans intérêt thérapeutique par la FDA et du fait de sa toxicité imprévisible, peu d'études pharmacocinétiques ont été réalisées chez l'homme. De plus ces études sont parfois assez anciennes, ainsi la sensibilité des méthodes utilisées est souvent inférieure à ce qui se fait aujourd'hui.

1.4.1. Absorption

L'absorption du LSD est complète par voie sublinguale, intra-oculaire ou par voie intraveineuse. Par voie orale, l'absorption est rapide au niveau gastro-intestinal et peut-être influencée par la prise de nourriture. Après une dose orale de 100 à 250 µg de LSD, les effets psychologiques et sympathomimétiques apparaissent au bout de 30 à 45 minutes et atteignent un pic après 1,5 à 2,5 heures (Hoch PH. 1956).

1.4.2. Distribution

Chez l'homme, le LSD est fortement lié aux protéines plasmatiques (environ 90 %) avec un faible volume de distribution de l'ordre de 0,3 L/kg (Ghysel MH et Trotin F. 2004).

Il a été montré chez l'animal que le LSD injecté par voie intraveineuse disparaissait en quelques minutes du sang périphérique mais était largement détecté dans le foie (Boyd ES. 1959). De plus, le LSD passe la barrière hémato-encéphalique et s'accumule dans l'hypophyse (Diab IM *et al.* 1971). Une étude chez le singe a montré que la distribution du LSD était inégale dans le cerveau. Les animaux ont été sacrifiés 30 minutes après l'injection de LSD et les concentrations retrouvées dans l'hypophyse et dans l'épiphyse étaient 7 à 8 fois plus importantes que dans le reste du cortex. Les structures du système limbique contenaient également bien plus de LSD que les structures corticales. Le LSD se concentrait principalement dans les aires visuelles et auditives, le thalamus, l'hypothalamus et le système extrapyramidal (Snyder SH et Reivich M. 1966). Chez l'homme, les effets du LSD ne s'exerceraient qu'à partir d'une concentration de 0,5 ng/g de tissu cérébral (Lanz U *et al.* 1955).

1.4.3. Métabolisme

La demi-vie plasmatique du LSD chez l'homme est estimée selon les auteurs entre 2 et 5 heures (Papac DI et Foltz RL. 1990, Hoja H *et al.* 1997, Ghysel MH et Trotin F. 2004). En effet, le LSD est rapidement et fortement métabolisé. Les enzymes microsomales du foie métabolisent le LSD en nombreux composés, tous inactifs (Figure 11).

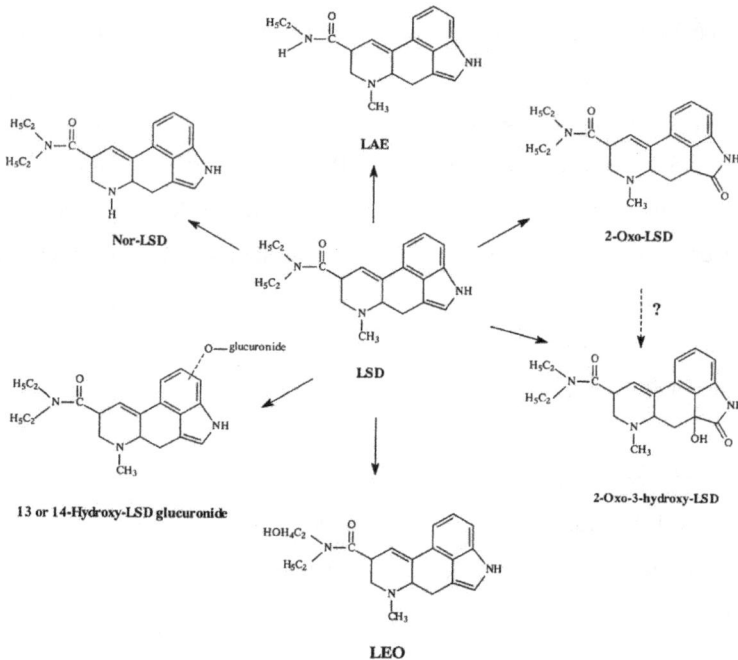

Figure 11. Les métabolites du LSD (Canezin J *et al.* 2001).
LEO : lysergic acid ethyl-2-hydroxyethylamide, LAE : lysergic acid ethylamide

Les deux principaux métabolites sont le 2-oxo-3-hydroxy-LSD (ou O-H-LSD) et le N-desmethyl-LSD (ou nor-LSD) (Nelson CC et Foltz RL. 1992 ; Reuschel SA *et al.* 1999a). D'autres métabolites ont été identifiés tels que le 2-oxo-LSD, le lysergic acid ethyl-2-hydroxyethylamide (LEO), le di-hydroxy-LSD et le lysergic acid ethylamide (LAE) (Lanz U *et al.* 1955, Niwaguchi T *et al.* 1974, Klette KL *et al.* 2000, Canezin J *et al.* 2001).

1.4.4. Elimination

Les études menées sur l'animal montrent une élimination mixte (urinaire, fécale et pulmonaire) à degré variable selon les espèces (Siddik ZH *et al.* 1979). Le dosage plasmatique de LSD après une administration unique de 200 μg par voie orale chez l'homme montre une excrétion maximale du LSD dans l'urine, 4 à 6 heures après administration (Faed EM et McLeod WR. 1973).

Ainsi, les composés qui peuvent être retrouvés dans les urines humaines sont : nor-LSD, LAE, 2-oxo-LSD, (13 et 14)-hydroxy-LSD-glucuronide, LEO mais le métabolite majeur est le O-H-LSD. Moins de 1% du LSD plasmatique sera présent dans les urines ou dans les selles. Cependant, les métabolites du LSD comme le O-H-LSD et le nor-LSD pourront être détectés dans les urines jusqu'à 4 jours après la prise et à des concentrations plus importantes que le LSD (Reuschel SA *et al.* 1999b).

Le LSD peut également être stocké et ainsi être détecté dans les échantillons biologiques comme les cheveux (Nakahara Y *et al.* 1996, Rohrich J *et al.* 2000), les poils pubiens (Cheze M *et al.* 2001) ou l'humeur vitrée (Favretto D *et al.* 2007).

1.5. Pharmacologie

De nombreuses études *in vivo* ont été réalisées dans les années 1960 car à cette époque le LSD était librement disponible sous le nom de spécialité Delysid®. Mais à partir de 1966, plus aucune étude sur le cerveau humain n'a été effectuée, ainsi la pharmacologie du LSD reste encore aujourd'hui mal connue.

Le lien entre hallucinogènes et sérotonine a été fait dès 1954 (Woolley DW *et al.* 1954). Bien qu'initialement suspecté d'être un antagoniste sérotoninergique, le LSD a aujourd'hui clairement été caractérisé comme un agoniste des récepteurs sérotoninergiques.

1.5.1. La sérotonine

La sérotonine ou 5-HydroxyTryptamine (5-HT) constitue avec l'histamine et les catécholamines l'ensemble des amines biogènes ayant un rôle de médiateur. La sérotonine jouant le rôle d'autacoïde et de neuromédiateur. La 5-HT est présente dans la muqueuse gastrointestinale, dans les plaquettes et dans les neurones du système nerveux central. Elle est impliquée dans la régulation de nombreuses fonctions de l'organisme telles que l'agrégation plaquettaire, la motilité intestinale, la régulation du cycle veille-sommeil, la thermorégulation, les comportements alimentaires et sexuels, la nociception et les états émotionnels (Landry Y. 2003).

1.5.1.1. Biosynthèse

La biosynthèse de la sérotonine est réalisée dans le cytoplasme des cellules entérochromaffines intestinales et des neurones sérotoninergiques. Elle se fait en deux étapes distinctes à partir d'un acide aminé essentiel, le tryptophane (Boadle-Biber MC. 1993).

La molécule de L-tryptophane est hydroxylée en L-5-hydroxytryptophane (L-5-HTP) par la tryptophane-5-hydroxylase, l'enzyme limitante de cette voie de biosynthèse (Lovenberg W *et al.* 1967). La L-5-HTP est ensuite décarboxylée en 5-HT par la L-amino-décarboxylase (Figure 12).

La voie de biosynthèse peut se poursuivre car une faible quantité de la 5-HT produite est elle-même transformée en mélatonine au sein de l'épiphyse (Bowsher RR et Henry DP. 1983).

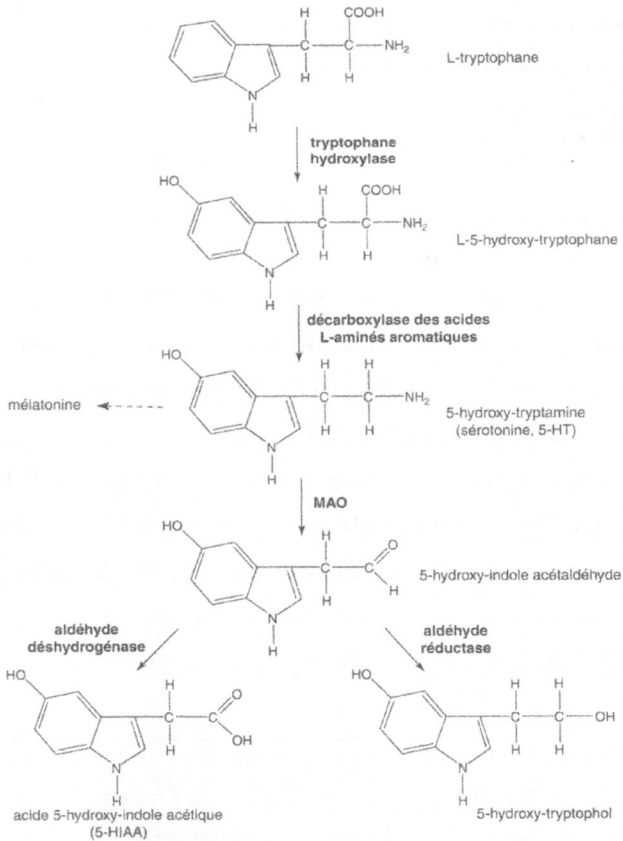

Figure 12. Biosynthèse et catabolisme de la sérotonine (Landry Y. 2003)

Les plaquettes sanguines ne synthétisent pas de sérotonine mais la stockent dans les vésicules denses à partir du plasma sanguin. La libération de sérotonine plaquettaire entraine une agrégation plaquettaire et une vasoconstriction.

La 5-HT ne pouvant traverser la barrière hémato-encéphalique, sa synthèse au niveau cérébral est exclusivement réalisée au sein des neurones sérotoninergiques. La sérotonine est ensuite stockée dans les granules (Udenfriend S *et al.* 1957).

1.5.1.2. Catabolisme

Le catabolisme de la sérotonine se fait par la monoamine oxydase, MAO, qui dégrade également les autres monoamines (Cawthon RM et Breakfield XO. 1979). Deux isoformes existent, la MAO-A ayant une affinité plus importante pour la sérotonine que la MAO-B.

L'oxydation de la sérotonine va former le 5-hydroxy-indole acétaldéhyde qui va lui-même être catabolisé en 5-hydroxy-tryptophol par une aldéhyde réductase ou en acide-5-hydroxy-indol-acétique (5-HIAA) par une aldéhyde deshydrogénase (Figure 12). Le 5-HIAA, métabolite prédominant de la sérotonine, est retrouvé dans les urines, mais également au niveau du liquide céphalo-rachidien.

Au niveau du système nerveux central, la sérotonine synthétisée dans le cytoplasme des neurones est stockée dans des vésicules au niveau de leurs terminaisons. A l'arrivée d'un potentiel d'action, c'est par exocytose, que ces vésicules libèrent leur contenu dans l'espace synaptique. Une fois dans la fente synaptique, la sérotonine agit sur les récepteurs pré et post-synaptiques, avant d'être détruite par la MAO ou recapturée au niveau pré-synaptique *via* un transporteur membranaire sélectif (Rudnick G. 1977).

Les corps cellulaires des neurones sérotoninergiques sont présents au niveau du système nerveux central et exclusivement au sein de la substance grise (Amin AH *et al.* 1954). La 5-HT est synthétisée par des neurones dont les corps cellulaires sont particulièrement concentrés dans les noyaux du raphé au sein du tronc cérébral (Touret M *et al.* 1987). Ces derniers ont leurs efférences dans la plupart des structures cérébrales (cortex frontal, thalamus, hippocampe, cervelet, noyaux gris centraux) et au niveau de la corne dorsale et ventrale de la moelle épinière.

1.5.1.3. Récepteurs à la sérotonine

La sérotonine possède de nombreux récepteurs puisqu'au moins 14 gènes codent pour les récepteurs 5-HT et l'épissage alternatif suggère la présence d'au moins 30 protéines réceptrices différentes. Cette très grande diversité serait due à la présence très ancienne de la sérotonine dans l'évolution des espèces (Landry Y. 2003).

Ces récepteurs sont classés en 7 familles, en fonction des analogies de structure des gènes. Ainsi, les effets de la sérotonine sur les neurones sont excitateurs ou inhibiteurs en fonction des récepteurs.

Les récepteurs 5-HT3 sont des récepteurs canaux à perméabilité cationique. Les récepteurs des autres familles : 5-HT1, 2, 4, 5, 6 et 7 possèdent sept transmembranaires et sont couplés aux protéines G.

Les effets de la sérotonine sur ces récepteurs conduisent soit à l'augmentation, soit à la diminution du potentiel d'action du neurone stimulé selon la protéine G à laquelle ils vont être couplés. La stimulation du récepteur-canal 5-HT3 entraine une dépolarisation rapide et génère un potentiel d'action par entrée de cations dans la cellule. Les récepteurs peuvent être localisés au niveau somatodendritique (5-HT4, 5-HT1A), présynaptique (5-HT1B, 5-HT1D) ou post-synaptique (5-HT1,2,3,4,5,6,7) (Figure 13).

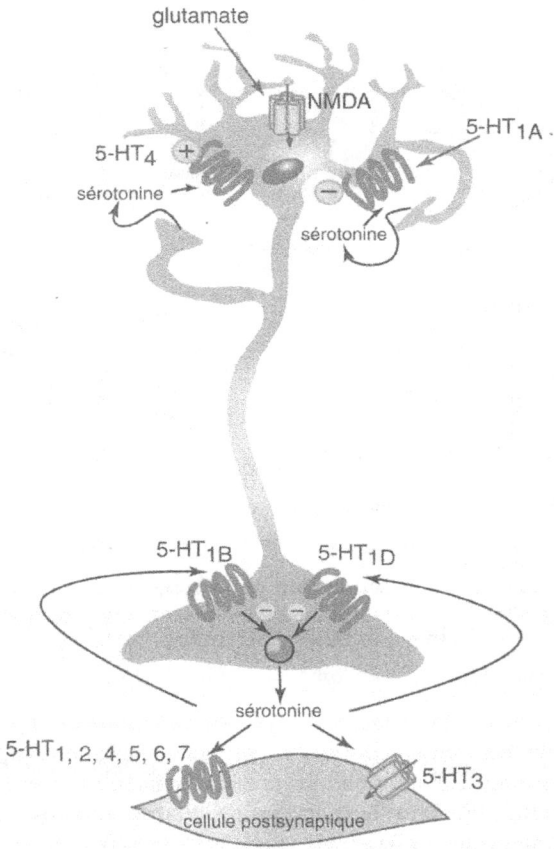

Figure 13. Localisation des récepteurs sérotoninergiques (Landry Y. 2003)

Au niveau présynaptique, les récepteurs couplés à Gi, notamment le récepteur 5-HT1A, peuvent avoir un rôle de rétrocontrôle négatif.

1.5.2. LSD et système sérotoninergique

Le LSD, comme tous les alcaloïdes de l'ergot, possède une analogie structurale avec les amines biogènes, comme la sérotonine (Figure 14).

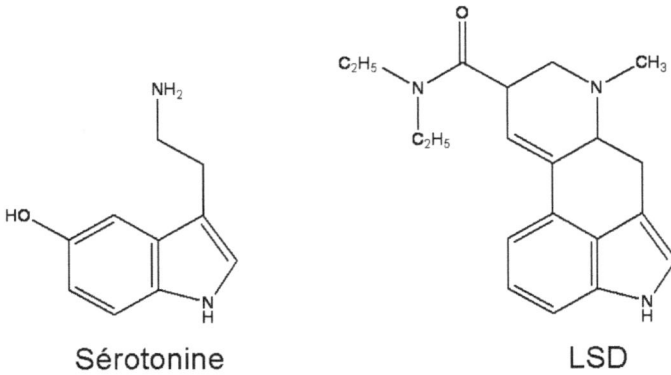

Figure 14 : Molécules de sérotonine et de LSD

Le LSD a été caractérisé comme un agoniste des récepteurs à la sérotonine, ainsi une interaction avec les récepteurs du sous-type 5-HT1A, 5-HT1D, 5-HT2A, 5-HT2C, 5-HT5, 5-HT6, et 5-HT7 a été montrée (Glennon RA *et al.* 1984 ; Marek GJ et Aghajanian GK. 1996).

Les neurones sérotoninergiques du raphé possèdent une haute densité en récepteurs 5-HT1A dans leurs corps cellulaires. Le LSD est un puissant agoniste de ces récepteurs. Sa fixation va stimuler les autorécepteurs somatodendritiques 5-HT1A et ainsi diminuer la transmission sérotoninergique par hyperpolarisation du neurone (Aghajanian GK et Marek GJ. 1998). Le LSD semble également avoir une haute affinité pour les récepteurs 5-HT1B, 5-HT1D et 5-HT1E. Cependant, il n'existe aucune corrélation entre l'activité des drogues pour les récepteurs 5-HT1 et leurs propriétés hallucinogènes (Aghajanian GK et Marek GJ. 1999).

En effet, il a été montré que les effets hallucinogènes sont dus à un agonisme aux récepteurs 5-HT2A (Vollenweider FX *et al.* 1998). Une corrélation entre l'activité psychodysleptique et l'affinité avec le récepteur 5-HT2 a même été constatée chez l'homme (Glennon RA *et al.* 1984 ; Titeler M *et al.* 1988).

Sachant que le LSD est un agoniste partiel des récepteurs 5-HT2A du système nerveux central, ses effets hallucinogènes seraient dus à son action sur deux régions sur cerveau, le *locus coeruleus* et le cortex cérébral, notamment au niveau des cellules pyramidales néocorticales (Sanders-Bush E *et al.* 1988 ; Aghajanian GK et Marek GJ. 1999). Ainsi, les hallucinogènes augmenteraient la réponse sensorielle dans le *locus coeruleus via* le récepteur 5-HT2A. Ces effets « psychose-like » peuvent ainsi être atténués par l'administration d'antagonistes sélectifs de 5-HT2A, comme la ritanserine (Rasmussen K et Aghajanian GK. 1988). De ce fait, de nombreux antipsychotiques tels que la clozapine et la risperidone sont des antagonistes sélectifs des récepteurs sérotoninergiques, diminuant les effets psychodysleptiques.

Les effets du LSD sur les récepteurs 5-HT2C, 5-HT5A, 5-HT6 et 5-HT7 ont également été décrit mais leur rôle apparait incertain (Lovenberg TW *et al.* 1993).

1.5.3. LSD et autres neurotransmetteurs

L'activation de 5-HT2A entraine une libération de glutamate, principal neurotransmetteur excitateur. Ainsi, le LSD va conduire à une augmentation de la transmission glutamatergique dans le *locus coeruleus* et le cortex préfrontal (Nichols CD *et al.* 2003).

Le glutamate libéré va provoquer une augmentation de la fréquence des potentiels d'action excitateurs dans le *locus coeruleus*. Ceci pourrait être à l'origine de l'intensification des sens induite par la consommation de psychodysleptiques (Aghajanian GK et Marek GJ. 2000). Un asynchronisme de la transmission glutamatergique dans le cortex préfrontal est également suspecté d'être à l'origine de la distorsion de la réalité provoquée par le LSD (Vollenweider FX et Kometer M. 2010).

De plus, Nichols a décrit que le LSD pouvait induire l'expression des gènes impliqués dans la plasticité synaptique et la transmission glutamatergique (Nichols CD *et al.* 2003).

L'effet hallucinogène du LSD semble être également dû à d'autres neurotransmetteurs. En effet, le LSD serait un agoniste des récepteurs dopaminergiques D1 (Von Hungen K *et al.* 1974 ; Watts VJ *et al.* 1995) et des travaux menés sur d'autres hallucinogènes (psilocybine et DOI) montrent une libération de dopamine après stimulation du récepteur 5-HT2A et une implication des récepteurs D1/D5 dans l'effet hallucinogène (Vollenweider FX *et al.* 1999 ; Lambe EK et Aghajanian GK. 2007). Le GABA et la noradrénaline pourrait aussi jouer un rôle (Gellman RL et Aghajanian GK. 1993 ; Liu R *et al.* 2000 ; Aghajanian GK et Marek GJ. 1999).

Malgré de nombreuses tentatives de compréhension des mécanismes, la pharmacologie du LSD peine à expliquer à elle seule la puissance de ses propriétés hallucinogènes (Passie T *et al.* 2008).

1.6. Toxicologie

La toxicité du LSD réside davantage dans les modifications du comportement sous acide qu'une toxicité de la molécule en elle-même.

1.6.1. Données toxicologiques

La dose létale 50 (ou DL50), quantité de substance qui produit la mort de la moitié de la population, varie selon les espèces. Par voie intraveineuse, elle est de 0,3 mg/kg chez le lapin, 16,5 mg/kg chez le rat et de l'ordre de 45 à 60 mg/kg chez la souris (Rothlin E *et al.* 1956). Chez l'homme, la dose est considérée comme létale à partir de 200 µg/kg (Passie T *et al.* 2008) soit à partir de 14 mg chez un homme de 70 kg, c'est-à-dire plus d'une centaine de buvards. Ainsi, il n'y a pas aujourd'hui de cas documentés de décès dus à une overdose de LSD pris isolément.

Le LSD ne semble pas avoir de pouvoir carcinogène ou mutagène mais il a été montré qu'il pouvait avoir des effets tératogènes à fortes doses (500 µg/kg) chez le rongeur après injection par voie sous cutanée (Idänpään-Heikkilä JE et Schoolar JC. 1969).

1.6.2. Effets somatiques

Les premiers symptômes de l'intoxication aigüe apparaissent 20 à 40 minutes après la prise par voie orale, ils sont principalement somatiques et correspondent à ce que l'on appelle « le départ ».

A dose modérée (100 à 200 µg) les signes observés correspondent à une stimulation du système nerveux sympathique : mydriase avec vision brouillée, tachycardie, arythmie, piloérection et hypertension ; cependant le rythme respiratoire reste inchangé (Vincent F. 2008).

D'autres symptômes parasympathomimétiques peuvent apparaitre tels que l'hypersialorrhée, une hypersudation, une hyperthermie, une rougeur du visage, des nausées, parfois même des vomissements (Passie T *et al.* 2008). Certains signes sont cependant probablement plus dus à l'anxiété qu'à l'action pharmacologique du produit.

Les études effectuées n'ont pas montré d'atteinte hépatique ou rénale après consommation du produit. Le LSD, comme la plupart des autres dérivés de l'acide lysergique, peut provoquer des contractions utérines avec risque d'avortement ou d'accouchement prématuré chez les femmes enceintes.

Le signe neurologique le plus constant est l'exagération du reflexe rotulien mais une ataxie, une faiblesse musculaire et des tremblements sont souvent décrits (Isbell H *et al.* 1956). Quelques cas de convulsions ou de coma ont été signalés (Klock JC *et al.* 1974). Cependant les complications sont davantage d'ordre psychiatrique.

1.6.3. Effets psychiques

Les effets du LSD sont très imprévisibles mais également variables selon les individus et la quantité consommée. La dose minimale produisant un effet psychique chez l'homme est de 25 µg (Hoffer A. 1965). A partir de cette dose, les fonctions intellectuelles et psychomotrices sont altérées (Lienert GA. 1966).

Lors d'une intoxication aigüe, le « voyage » également appelé « trip » commence environ une demi-heure après la prise par voie orale. Celui-ci dure de 6 à 12 heures, parfois même plus. La sensation peut s'avérer être désagréable («« bad trip ») ou au contraire être très agréable avec une sensation d'euphorie et de bien être (Ghysel MH et Trotin F. 2004).

A dose modérée, le LSD altère l'état de conscience, il provoque le plus souvent une augmentation de la capacité d'introspection et des hallucinations (Savage C. 1955). Cette ivresse se manifeste par des modifications des perceptions sensorielles comme des visions kaléidoscopiques colorées, une augmentation de la perception des couleurs et des sons ou une synesthésie, une association des sens qui permet de « *voir les sons et entendre les images* ».

Il a été décrit des troubles de la perception corporelle avec l'impression qu'une partie de son corps se détache. Cette « extase mystique » serait due à une grande activité du cortex. Les modifications sensorielles vont de simples illusions à de réelles hallucinations avec féeries optiques. Ces troubles sont le plus souvent des pseudo-hallucinations, puisque l'individu sait qu'elles ne sont pas réelles. Des images et des sensations issues de la mémoire ancienne peuvent parfois ressurgir.

Le sujet « sous acide » possède souvent une puissante émotivité, une empathie, il est incapable d'apprécier le temps écoulé mais il peut se sentir hypervigilant, extralucide (Ghysel MH et Trotin F. 2004).

L'humeur peut également être altérée de façon très variable selon les expérimentateurs, pouvant se manifester sous forme d'euphorie, d'angoisse ou d'anxiété. Ces différents troubles peuvent être aggravés par la prise concomitante d'alcool ou de cannabis.

Lors du « retour », qui s'effectue généralement à partir de la 8ème heure, le sujet reprend contact avec le monde extérieur et sa personnalité habituelle. Une asthénie ou une sensation de malaise peut persister pendant 1 à 2 jours (Ghysel MH et Trotin F. 2004).

1.6.4. Complications

Même si la toxicité aiguë du LSD semble faible, cette molécule reste impliquée dans de nombreuses complications, sous-documentées dans la littérature.

Des accidents ischémiques cérébraux et troubles de la coagulation ont été observés après utilisation de LSD, un syndrome malin des neuroleptiques peut également être déclenché consécutivement à une prise de LSD. Lors d'usages répétés, une neurotoxicité peut se développer en provoquant une ataxie, une dysphasie, des paresthésies, des tremblements ou une comitialité. Les sensations d'apesanteur ressenties par l'usager peuvent être à l'origine de sauts dans le vide. Des automutilations, des accidents et des conduites suicidaires ont été décrits et peuvent avoir des conséquences fatales, indirectement dues au LSD (Vincent F. 1998).

Toutefois, le risque majeur au cours de la prise de LSD reste la complication psychiatrique. Des crises d'angoisse et de panique aiguë, des troubles durables du type dépression ou sentiments de persécution sont décrits. En racontant leurs « trips », même plusieurs mois plus tard, les troubles peuvent réapparaître et une sensation de malaise peut persister plusieurs jours après l'expérience (Ghysel MH et Trotin F. 2004).

Plusieurs types de complications psychiatriques dues à la prise de LSD ont été décrites : les réactions psychotiques prolongées, la dépression, l'exacerbation de maladies psychiatriques préexistantes et les « retours d'acide ».

La prise de LSD est dangereuse pour le psychisme, elle peut provoquer des troubles psychiques durables, appelés en anglais : Persisting Hallucinogen Perception Disorder (PHPD). Les PHPD peuvent apparaître chez des patients n'ayant aucun antécédent psychiatrique et dès la première utilisation. Ces réactions psychotiques prolongées présentent des similarités aux crises de schizophrénie. Les consommateurs appellent cela « rester perché ».

Ces symptômes semblent apparaître principalement chez les consommateurs chroniques ou suite à des « bad trips » et chez les sujets présentant préalablement une fragilité psychologique. Les effets psychotiques induits par le LSD étant plus fréquents sur des terrains prédisposés. Selon les psychiatres, un hallucinogène ne peut pas, à lui seul, entrainer une schizophrénie, cependant le LSD pourrait agir comme un déclencheur de cette pathologie latente. A l'inverse les psychotiques ont une appétence particulière pour les produits hallucinogènes.

1.6.5. Le « bad trip »

La tournure agréable ou désagréable du voyage est imprévisible. Le bad trip, ou « mauvais voyage », encore appelé plus simplement « bad » correspond à la mauvaise expérience ressentie avec le produit.

Celle-ci se manifeste le plus souvent par des perturbations psychosensorielles associant hallucinations visuelles et auditives mais également des troubles de l'humeur et des troubles d'allures psychotiques avec sensations de persécution. Le sujet peut avoir une altération de la perception de soi avec des sensations de transformations corporelles. Cet état entraine des attaques de panique et une sensation de devenir fou qui peut pousser à des conduites suicidaires. Le bad trip semble dû à une suractivation du thalamus et une sous-activation du cortex. Celui-ci est plus courant lorsque que la dose absorbée est importante ou que l'environnement est stressant.

Ces troubles d'estompent rapidement mais cette expérience peut laisser des séquelles psychiques chez des sujets vulnérables (Richard D *et al.* 2007). Le sujet sous LSD est très influençable ainsi lors d'un bad trip, il est nécessaire de rassurer et d'accompagner le consommateur en le plaçant dans un environnement calme.

1.6.6. Le « retour d'acide »

Des « retours d'acide » ou « flashbacks » peuvent également être observés principalement chez les usagers habituels. Il s'agit de réapparitions spontanées et transitoires d'une expérience hallucinatoire, à distance de toute prise de LSD. Ces troubles, similaires à ceux induit par du LSD, peuvent apparaitre plusieurs mois après la dernière prise (Ghysel MH et Trotin F. 2004). Le premier flashback a été mentionné par le psychiatre William Frosch en 1965. Environ 25% des anciens consommateurs décrivent des flashbacks.

Ce mécanisme est mal connu et aucune publication ne fait état de prélèvement sanguin contenant du LSD lors d'un épisode de flashback. Contrairement au THC, il ne semble pas dû à un phénomène de stockage du LSD dans le tissu adipeux (Niveau G. 2002). Dans certains cas, ces « remontées » ont été déclenchées par une consommation d'alcool ou de cannabis.

Il a également été montré qu'un traitement par fluoxétine, un inhibiteur de la recapture de la sérotonine, a entrainé chez deux adolescents consommateurs de LSD un phénomène de flashback (Markel H *et al.* 1994). Ceci pourrait être expliqué par la similarité structurale entre le LSD et la sérotonine.

1.6.7. Dépendance

Le LSD entraine une dépendance psychique modérée, mais aucune dépendance physique. Cependant, un phénomène de tolérance au produit est connu. Une dose initiale de 50 µg, avec une à deux prises par semaine, peut amener à une augmentation de la dose jusqu'à 400-800 µg en quelques semaines (Vincent F. 1998). Cette tolérance est croisée avec d'autres hallucinogènes comme la mescaline et la psilocybine (Balestrieri A et Fontanari D. 1959).

1.6.8. Traitement des intoxications

Même si les troubles disparaissent environ 12 heures après la prise de LSD, les patients agités ou anxieux peuvent être traités par des anxiolytiques comme les benzodiazépines. Les arythmies supra-ventriculaires peuvent être prises en charge par administration de vérapamil.

En cas d'agitations délirantes ou d'accès suicidaire, le patient doit être maitrisé rapidement et placé sous surveillance. L'administration d'un neuroleptique antipsychotique tel que la chlorpromazine ou l'halopéridol par voie intramusculaire peut s'avérer indispensable (Passie T *et al.* 2008)

II – ANALYSE DU LSD ET DE SES METABOLITES DANS LES MATRICES BIOLOGIQUES

2.1. Méthodes utilisées

Le dosage du LSD dans les liquides biologiques s'avère particulièrement délicat pour deux raisons. Tout d'abord car les doses absorbées étant très faibles, les concentrations retrouvées sont souvent en dessous du nanogramme/mL. De plus, la fenêtre de détection de la molécule est assez courte puisqu'après ingestion par voie orale, elle reste détectable entre 6 et 12 heures dans le sang et jusqu'à 4 jours dans l'urine (Passie T *et al.* 2008). Pourtant de nombreuses techniques ont déjà été développées pour doser le LSD et ses métabolites.

2.1.1. Revue de la littérature

La quantification du LSD a été mise au point dans des produits de saisis ou dans différentes matrices comme le sang, le sérum, le plasma, l'urine, mais également dans les poils pubiens (Cheze M *et al.* 2001) ou l'humeur vitrée (Favretto D *et al.* 2007).

Le LSD peut être détecté de manière performante dans les liquides biologiques par technique RIA (Radioimmunoassay) (Peel HW et Boynton AL. 1980 ; McCarron MM *et al.* 1990) ou ELISA (Enzyme-linked immunosorbent assay) (Kerrigan S et Brooks DE 1999).

Dans le domaine de la toxicologie médico-légale, de nombreuses techniques de dosage de LSD par chromatographie en phase gazeuse, couplée à la spectrométrie de masse (GC-MS) ont été développées (Papac DI et Foltz RL. 1990 ; Sklerov JH *et al.* 1999 ; Reuschel SA *et al.* 1999b ; Libong D *et al.* 2003 ; Burnley BT et George S. 2003). Cependant, le LSD étant une molécule relativement peu volatile et sensible aux températures élevées, le dosage du LSD par GC–MS est complexe car il nécessite une étape de dérivation des molécules.

Ainsi, la chromatographie liquide haute performance (HPLC) semble bien adaptée au dosage du LSD, la séparation se faisant le plus souvent en phase inverse, sur des colonnes greffées C18. Le couplage avec un spectromètre de masse (LC-MS) permet d'atteindre de bonnes sensibilités et spécificités pour une analyse dans les liquides biologiques (Webb KS *et al.* 1996; White SA *et al.* 1997 ; Hoja H *et al.* 1997 ; Sauvage MF *et al.* 1998 ; White SA *et al.* 1999 ; Sklerov JH *et al.* 2000 ; Poch GK *et al.* 1999 ; Bodin K et Svensson JO. 2001 ; Klette KL *et al.* 2002 ; Horn CK *et al.* 2003).

La détection par spectrométrie de masse en tandem (MS/MS) est souvent préférée car elle permet d'obtenir une sélectivité et une sensibilité plus importantes (De Kanel J *et al.* 1998; Poch GK *et al.* 2000 ; Canezin J *et al.* 2001 ; Skopp G *et al.* 2002 ; Johansen SS et Jensen JL. 2005 ; Favretto D *et al.* 2007 ; Chung A *et al.* 2009 ; Martin R *et al.* 2013).

En pratique, les limites de détection dans les fluides biologiques sont de 100 pg/mL pour le LSD et 250 pg/mL pour le nor-LSD et l'O-H-LSD (Passie T *et al.* 2008). Cependant, les techniques de dosages actuelles permettent de quantifier à des concentrations bien inférieures, jusqu'à 10 pg/mL pour le LSD et ses métabolites, dans le sang et les urines (Chung A *et al.* 2009).

Le temps moyen de détection du LSD dans le sang est estimé entre 6 et 12 heures et entre 2 et 4 jours dans les urines (Papac DI et Foltz RL. 1990). Dans la majorité des urines positives au LSD, son métabolite majeur l'O-H-LSD est présent à des concentrations supérieures au LSD et peut être détecté plus tardivement (Reuschel SA *et al.* 1999b).

2.1.2. Chromatographie en phase liquide couplée à la spectrométrie de masse

La chromatographie en phase liquide (LC) est aujourd'hui une technique séparative de référence pour le dosage des composés chimiques. La spectrométrie de masse (MS) est quand à elle un outil puissant de détection des molécules. La combinaison de la LC avec la MS représente un extraordinaire outil analytique permettant la quantification de molécules à de très faibles concentrations dans des mélanges complexes avec une très grande spécificité.

Au sein du laboratoire de toxicologie Biologique et Médico-légale du CHU de Rennes, nous avons mis au point le dosage du LSD et de ses métabolites sur un système de chromatographie en phase liquide couplé à la spectrométrie de masse en tandem (LC-MS/MS) de ThermoFisher Scientific (San Jose, USA) incluant une pompe Accela et un passeur d'échantillons. Le spectromètre de masse est un triple quadripôle (TSQ Quantum Ultra) équipé d'une source d'ionisation par electrospray (ESI) (Figure 15).

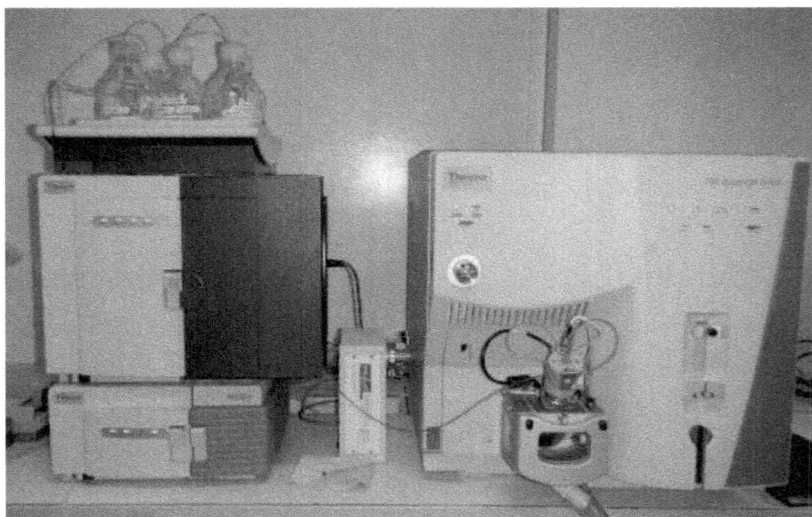

Figure 15. Appareillage de LC-MS/MS

2.1.2.1. Principe de la chromatographie en phase liquide

La chromatographie liquide est une technique permettant de séparer les constituants d'un mélange. La séparation est fondée sur les différences de distributions des espèces entre deux phases : la phase stationnaire de la colonne chromatographique qui exerce un effet de rétention et la phase mobile liquide qui exerce un effet d'entraînement. La rétention dépend de l'affinité des composés pour la phase stationnaire. Les colonnes analytiques sont classées en fonction de leur greffage, leur longueur, leur largeur et la taille des particules, souvent des billes de silice, qui déterminent la porosité. En chromatographie en phase inverse, la phase stationnaire est composée de billes de silice sur lesquelles sont greffés des groupements alkyls.

La phase mobile est constituée d'un mélange de solvant dont les proportions peuvent varier en fonction du temps d'analyse lorsque l'on travaille selon un mode gradient. Les solvants traversent la colonne à un débit et une composition déterminée ce qui permet d'éluer les composés retenus sur la colonne à un temps de rétention donné.

Le plus souvent, la phase mobile est constituée d'un mélange entre un solvant polaire, comme l'eau ou l'acétate d'ammonium et un solvant apolaire comme l'acétonitrile.

Les analytes vont être élués en fonction de leur polarité, leur pH, leur lipophilie. Ainsi, la composition, le pH, le débit de la phase mobile vont déterminer le temps de rétention des composés. Un gradient d'élution, qui va faire varier la composition de la phase mobile en fonction du temps peut être appliqué et permet d'optimiser l'élution des composés d'intérêt en fonction de la colonne utilisée. Il est impératif d'utiliser des solvants et solutions d'une très grande pureté, compatible avec la LC-MS, dit LC/MS grade.

2.1.2.2. Principe de la spectrométrie de masse

La spectrométrie de masse est une technique physique d'analyse permettant de détecter et de quantifier des molécules par filtrage en fonction du rapport masse sur charge (m/z). Ce type de détection permet d'identifier une molécule inconnue ou de mesurer la concentration d'un composé dans un mélange.

Un spectromètre de masse est constitué de 5 principales parties : un système d'injection, une source d'ionisation, un analyseur, un détecteur et un système informatique de traitement des données.

Le système d'injection fait pénétrer l'échantillon dans le spectromètre de masse. Dans le cas d'un couplage LC-MS, il fait suite à la chromatographie liquide, on parle alors d'interface.

La volatilisation de la phase mobile et l'ionisation des molécules qui la compose est nécessaire à l'analyse par spectrométrie de masse. Cette étape peut se faire par ionisation par photo-ionisation à pression atmosphérique (Atmospheric Pressure Photo Ionization, APPI), par ionisation chimique à pression atmosphérique (Atmospheric Pressure Chemical ionization, APCI) ou encore par ionisation par electrospray (Electrospray Ionization, ESI).

Dans le cas de l'ESI, une tension électrique est appliquée sur les molécules en solution et va permettre l'ionisation et la désolvatation de la phase mobile. L'éluat pénètre dans l'aiguille de l'ESI et reçoit un fort courant électrique (Spray voltage : ±3 à 5 kV, positif ou négatif) qui va provoquer une accumulation de particules chargées. Un fin brouillard de gouttelettes polychargées est crée sous l'action du gaz nébuliseur, l'azote, couplé à un champ électrique. La concentration des charges à la surface des gouttelettes augmente jusqu'à leurs divisions coulombiennes, divisions spontanées de la gouttelette chargée en gouttelettes plus petites. Les ions préformés en solution se trouvent alors désolvatés en phase gazeuse. Deux flux d'azote, « sheath gaz » et « auxiliary gaz » permettent de favoriser la désolvatation et d'orienter le nébulisat vers le spectromètre de masse. Le chauffage de la source et du gaz auxiliaire aide à l'évaporation du solvant. Les ions entrent dans le spectromètre de masse à travers un tube de transfert, un capillaire de tout petit diamètre. Ce capillaire peut être chauffé afin de favoriser la désolvatation de la phase mobile[9].

Un analyseur de masse de type quadripôle se compose de 4 électrodes parallèles. Des radiofréquences sont appliquées sur les électrodes, ainsi le quadripôle produit un champ électrique qui imprime aux ions une oscillation de type sinusoïdale. Les quadripôles sont chargés de manière à ne laisser passer que les molécules d'intérêt, les molécules ayant un rapport masse/charge (m/z) différent sont éjectées du centre du quadripôle.

Plusieurs lentilles électroniques assurent aux ions une trajectoire optimale à travers tout le spectromètre de masse grâce à une tension qui leur est appliquée. En effet, des ions de charges identiques ont tendance à se repousser les uns les autres. Les lentilles vont permettre de focaliser ces ions et ainsi d'éviter les pertes. Les molécules traversent le quadripôle sous l'action d'un gradient de vide et des tensions appliquées le long du parcours.

L'analyseur du spectromètre de masse TSQ Quantum Ultra est composé d'un triple quadripôle qui contient trois quadripôles et trois jeux de lentilles (Figure 16).

---

[9] Thermo Scientific HESI-II Probe *User Guide*

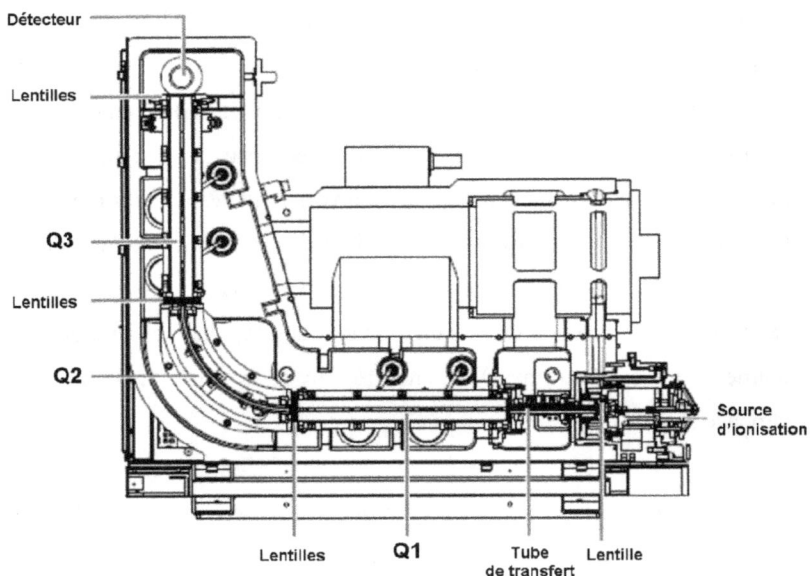

Figure 16. Schéma de l'analyseur du spectromètre de masse TSQ Quantum
Ultra[10]

Le triple quadripôle est composé de trois parties. Le quadripôle Q1 va
permettre une sélection de la molécule d'intérêt (ion parent) en fonction de
son rapport m/z, Q2 est la cellule de collision, qui pourra fragmenter l'ion
parent en ions fils. Enfin, Q3 sélectionne les ions d'intérêt selon leur rapport
m/z. Ce type d'analyse est dit par spectrométrie de masse en tandem
(MS/MS).

L'analyse peut se faire selon plusieurs modes. Le mode Full Scan
permet le suivi de toutes les molécules qui entrent dans le spectromètre de
masse, alors que le mode SIM (Selected Ion Monitoring) suit un ou plusieurs
ions de Q1 jusqu'à Q3 selon leurs rapports m/z. Enfin, en mode SRM

---

[10] Thermo Scientific TSQ Series *Hardware Manual*

(Selected Reaction Monitoring) un ion parent va être sélectionné en Q1 et être fragmenté en Q2. Son fragment, ion fils, va pouvoir être sélectionné par Q3 et envoyé vers le détecteur. Ce mode de détection permet une plus grande spécificité.

En mode SRM, la fragmentation de la molécule se fait en Q2 en un ou plusieurs ions grâce à un flux de gaz, l'argon. La collision entre l'argon et la molécule va se faire à une énergie de collision choisie au préalable (Collision Energy, CE) afin d'optimiser l'intensité de détection de l'ion fils.

Ainsi, alors que Q1 et Q3 sont des analyseurs de masses qui permettent le transfert des ions vers le détecteur, ce deuxième quadripôle, courbé à 90°, permet de sélectionner l'ion ou les ions fils les plus spécifiques et sensibles. Le couple ion parent / ion fils définit une « transition » qui va se faire à une énergie de collision déterminée.

Le système de détection est constitué d'une plaque de phosphore située après le Q3. Un système électronique reçoit et amplifie le signal électrique par association à un photomultiplicateur et l'intensité sera proportionnelle au nombre d'ions parents initialement entrés dans le Q1.

La technique de dosage par LC-MS/MS est d'une très grande spécificité puisqu'elle permet de détecter une transition spécifique d'une molécule grâce à des paramètres préalablement optimisés. Cet analyseur permet d'atteindre des niveaux de grande sensibilité et de quantifier simultanément de nombreuses molécules en faibles concentrations dans une matrice complexe telle que le sang ou les urines.

2.2. Mise au point du dosage

2.2.1. Matériel

Les solutions de LSD (1 mg/mL), iso-LSD (0,1 mg/mL) et 2-oxo-3-hydroxy-LSD (0,1 mg/mL), ainsi que l'étalon interne, analogue deutéré du LSD, le LSD-D_3 (0,1 mg/mL) ont pour solvant l'acetonitrile et proviennent de chez Promochem (Molsheim, France). Le N-Desmethyl-LSD (ou nor-LSD: mélange nor-LSD/nor-iso-LSD), disponible en poudre (Promochem, Molsheim, France) est reconstitué par de l'acétonitrile (Carlo Erba, Milan, Italie) à la concentration de 1 mg/mL. L'acétate d'ammonium et l'acide formique proviennent de chez Sigma-Aldrich (Saint-Louis, MO, USA), l'eau et le methanol de chez Fisher Scientific (Loughborough, Leicestershire, UK). Le contrôle qualité Drug U-confirmation a été fourni par la société ACQ Science (Rottenburg-Hailfingen, Germany). Tous les solvants utilisés sont de qualité LC/MS.

2.2.2. LC-MS/MS

Les analyses réalisées pour notre mise au point ont été effectuées sur un système de chromatographie en phase liquide couplé à la spectrométrie de masse en tandem (LC-MS/MS) de ThermoFisher Scientific (San Jose, USA) incluant une pompe Accela et un passeur d'échantillon. Le spectromètre de masse est un triple quadripôle (TSQ Quantum Ultra) équipé d'une source d'ionisation par electrospray (ESI). La séparation chromatographique des composés est réalisée sur une colonne Hypersil Gold C18 (3.0µm, 2.1 x 100 mm) (ThermoFisher Scientific Inc.) équipée d'une précolonne HyPURITY AQUASTAR (3.0µm, 2.1 x 10 mm) (ThermoFisher Scientific Inc. Bellefonte PA, USA).

L'éluant correspond à un mélange de solvant A (Acétate d'ammonium 10 mM, acide formique 0,1 %) et de solvant B (Acétonitrile, acide formique 0,1%). Le gradient débute par un mélange constitué de 90% de solvant A - 10% de solvant B puis évolue jusqu'à une composition de 40% de solvant A - 60% de solvant B (Figure 17).

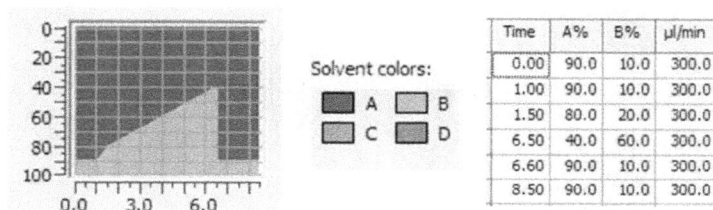

Solvent colors:
A B
C D

Time	A%	B%	µl/min
0.00	90.0	10.0	300.0
1.00	90.0	10.0	300.0
1.50	80.0	20.0	300.0
6.50	40.0	60.0	300.0
6.60	90.0	10.0	300.0
8.50	90.0	10.0	300.0

Figure 17. Paramètres chromatographiques (temps en minutes)
La chromatographie dure 8,5 minutes et se fait à un débit constant de
0,3 mL/minute. Les données ont été traitées sur le logiciel Xcalibur® 2.1.

2.2.3. Préparation des échantillons

Les échantillons de matrice biologique ont été analysés sur une prise d'essai de 400 µL surchargée par 10 µL d'étalon interne, le LSD-D_3, à la concentration de 10 ng/mL. Dans des tubes en polypropylène, 2 mL de tampon bicarbonate (pH = 8,6) et 1 mL d'eau, qualité LC-MS, sont ajoutés aux échantillons. Après agitation, les échantillons sont incubés 15 minutes à température ambiante, puis mis en présence d'ultrasons pendant 10 minutes. Après centrifugation pendant 10 minutes à 5000 tours/minutes, le surnageant est déposé sur des colonnes Bond Elut Certify C18 (200 mg, 3 mL, Agilent) pour extraction en phase solide (SPE). Les colonnes à usage unique auront préalablement été conditionnées par 2 mL de méthanol, 2 mL d'eau LC-MS, puis 2 mL de tampon bicarbonate sous vide faible. Après passage de l'échantillon, les colonnes sont lavées par 2 mL d'eau distillée et 1 mL de tampon acétate de potassium (pH=4). Les colonnes sont ensuite séchées par le vide et éluées par 4 mL d'un mélange basique de dichlorométhane – isopropanol – ammoniaque (80:20:2 v/v) dans des tubes coniques en verre.

La solution d'élution (PH=10,6) est évaporée à 37°C dans un bain sec sous flux d'azote. Le résidu sec est repris par 200 μL d'eau LC-MS et centrifugé 15 minutes à 5000 tr/min. Les surnageants sont transférés dans les flacons pour analyse chromatographique et 20 μL seront injectés dans la LC-MS/MS.

2.2.4. Conservation des solutions

Les solutions de LSD (1 mg/mL), nor-LSD (1 mg/mL), iso-LSD (0,1 mg/mL), O-H-LSD (0,1 mg/mL) et le LSD-D_3 (0,1 mg/mL) sont conservées dans l'acétonitrile à -20°C.

2.2.5. Prélèvements

Les prélèvements médico-légaux ont été réalisés par des médecins légistes sur les cadavres au cours d'une autopsie. Le sang et l'urine ont été prélevés conformément aux bonnes pratiques et ont été conservés à -20°C.

2.2.6. Validation de la méthode

2.2.6.1. Droites de calibration et linéarité

Les gammes de calibration ont été réalisées en surchargeant 400 μL d'échantillon de matrice (sang total ou urine) de donneurs n'ayant jamais consommé de LSD à 9 concentrations différentes (0, 25, 50, 125, 250, 500, 1250, 2500, 5000 et 10000 pg/mL) et par 10 μL de LSD-D_3 à la concentration de 10 ng/mL. Après extraction, les gammes ont été analysées chaque jour en duplicat et les courbes de calibration ont été tracées en faisant le rapport des aires des pics de chaque analyte sur l'aire de l'étalon interne en utilisant une régression linéaire pondérée (1/X). Le calcul du coefficient de corrélation (r^2) permet d'évaluer la linéarité.

2.2.6.2. Fidélité et justesse

La fidélité et la précision ont été déterminées en surchargeant 400 μL de matrice de donneurs, par des concentrations connues de LSD, iso-LSD, nor-LSD et O-H-LSD. La fidélité est évaluée à l'aide du coefficient de variation, CV % = (ET/M) x 100 ou M représente la moyenne expérimentale et ET, son écart-type. Le critère d'acceptation a été fixé à ± 15%. La justesse est évaluée grâce au calcul du biais, Biais (%) = ((E − T) / T) x 100 ; avec E la concentration déterminée expérimentalement et T la valeur théorique de la concentration.

2.2.6.3. Effet matrice

L'efficacité de l'extraction (Extraction Efficiency - EE %) a été évaluée par comparaison des aires moyennes des pics correspondant à la matrice (urine ou sang) surchargée par la même concentration, avant ou après le procédé d'extraction.

Le rendement d'extraction (Process Efficiency - PE %) a été calculé en comparant les aires moyennes des pics correspondant à la matrice (urine ou au sang) surchargée avant extraction avec un échantillon préparé dans l'eau à la même concentration.

L'effet matrice (Matrix Effect – ME%) est calculé selon la formule :
(100 x moyenne des surfaces des pics de matrice surchargée après extraction / moyenne des pics d'eau surchargée) – 100.

2.3. Résultats

La méthode de dosage du LSD a été mise au point de la même façon pour les deux types de matrices, sang ou urine. Le même protocole a été employé pour l'extraction, la chromatographie et la détection.

2.3.1. Séparation chromatographique

L'extrait urinaire ou sanguin est élué sur une colonne chromatographique C18 Hypersil Gold (3.0 µm, 2.1 x 100 mm), selon un mode gradient entre le solvant A (Acétate d'ammonium 10 mM, acide formique 0,1 %) et le solvant B (Acétonitrile, acide formique 0,1%) à un débit de 0,3 mL/min.

Dans ces conditions, les molécules sont éluées à des temps de rétention de 4,8 minutes pour le nor-LSD, le LSD et le LSD-D_3. L'iso-LSD est élué à 5,1 minutes et l'O-H-LSD, composé plus polaire, a un temps de rétention de 3,6 minutes (Figure 18).

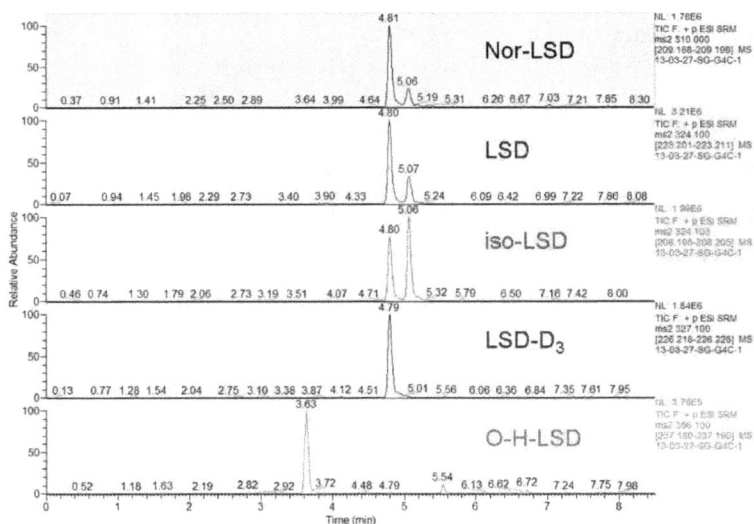

Figure 18. Chromatogramme d'un extrait surchargé en nor-LSD, LSD, iso-LSD et O-H-LSD (250 pg/mL) et en LSD-D_3 (500 pg/mL) dans le sang

Le temps total de l'analyse est de 8,5 minutes incluant le temps de rééquilibrer la colonne avant la prochaine injection.

2.3.2. Conditions de spectrométrie de masse

Les paramètres de réglage MS et MS-MS ont été optimisés par infusion directe et individuelle des composés (LSD, nor-LSD, iso-LSD, O-H-LSD et LSD-D$_3$) à la concentration de 1 mg/L à l'aide d'une seringue en verre au niveau de l'interface electrospray (ESI) du spectromètre de masse.

Le logiciel Thermo TSQ Tune Master (San Jose, USA) permet de visualiser la molécule au niveau du premier quadripôle Q1 grâce à son rapport m/z (correspondant à sa masse molaire +1 unité en electrospray positif) (Figure 19A).

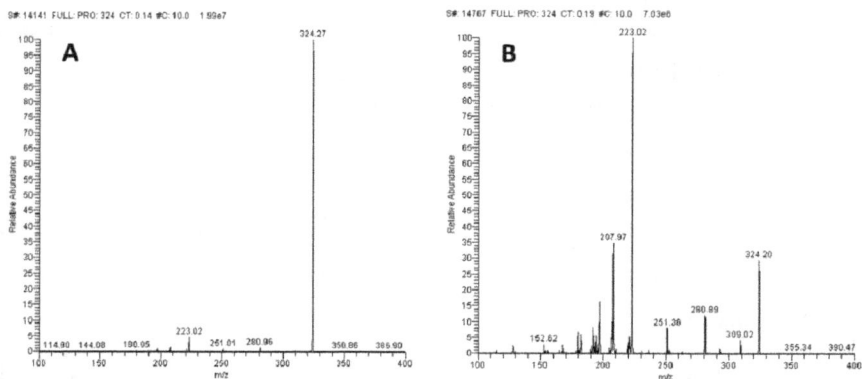

Figure 19 : Spectre de masse de l'ion LSD généré par electrospray positif (ESI+) **A** : Détection du LSD (m/z+1 = 324) en mode Full Scan ; **B** : Détection de l'ion LSD et de ses fragments avec une énergie de collision appliquée de 25 eV (en mode SRM)

En mode SRM, l'ion parent pourra être fragmenté en ions fils caractérisé par son rapport m/z avec une énergie de collision correspondante (Figure 19B).

Les ions parents sont individuellement fragmentés par un flux d'argon avec différentes énergies de collision et les meilleures transitions sont sélectionnées, c'est-à-dire lorsque l'ion fils est détecté à la plus forte intensité (Tableau 2). Toutes les molécules ont été ionisées en mode positif (ESI+).

Molécules	Ion parent (m/z)	Ion fils (m/z)	Energie de collision (eV)
LSD	324,1	223,2	23
	324,1	208,2	30
LSD-D3	327,1	226,2	24
Iso-LSD	324,1	180,1	35
	324,1	223,2	25
Nor-LSD	310,0	209,2	24
	310,0	237,2	20
O-H-LSD	356,1	237,2	25
	356,1	265,0	17

Tableau 2 : Transitions du LSD et de ses métabolites

La première transition du LSD, iso-LSD, nor-LSD et O-H-LSD sera utilisée pour la quantification tandis que la seconde sera utilisée pour la confirmation.

Les autres paramètres du spectromètre de masse (Tableau 3) ont été optimisés en cherchant la plus forte intensité du signal lors de l'infusion des molécules. Les molécules étant dosées simultanément, un compromis a dû être fait pour détecter un signal de bonne qualité pour toutes les molécules avec les paramètres identiques.

Paramètres	Valeurs
Sheath gaz	35
Auxilliary gaz	10
Spray voltage (V)	4000
Température du capillaire (°C)	300
Température de vaporisation (°C)	270

Tableau 3. Paramètres du spectromètre de masse

2.3.3. Validation de la méthode

2.3.3.1. Linéarité

Les droites de calibration ont été réalisées pour le LSD, iso-LSD, O-H-LSD et le nor-LSD pour une gamme allant de 25 à 10000 pg/mL selon les composés (Tableaux 4-5).

Molécules	Equation de droite	Coefficient de corrélation (r^2)	Gamme (pg/mL)
LSD	y = 0,0112 + 0,0023 x	0,9959	25 à 10000
iso-LSD	y = 0,0218 + 0,0023 x	0,9915	50 à 10000
nor-LSD	y = 0,0115 + 0,0013 x	0,9901	50 à 5000
O-H-LSD	y = 0,0002 + 0,0005 x	0,9750	50 à 10000

Tableau 4 : Linéarité du LSD et de ses métabolites dans le sang (n=6)

Molécules	Equation de droite	Coefficient de corrélation (r²)	Gamme (pg/mL)
LSD	$y = 0,1203 + 0,0020\ x$	0,9930	25 à 10000
iso-LSD	$y = 0,0177 + 0,0164\ x$	0,9911	50 à 10000
nor-LSD	$y = -0,0114 + 0,0012\ x$	0,9866	50 à 5000
O-H-LSD	$y = 0,0646 + 0,0006\ x$	0,8719	100 à 10000

Tableau 5 : Linéarité du LSD et de ses métabolites dans les urines (n=8)

Les limites de quantification (LOQ) sont de 25 pg/mL pour le LSD et de 50 pg/mL pour iso-LSD, nor-LSD et O-H-LSD. Nous pouvons observer une linéarité pour le LSD, iso-LSD et nor-LSD avec des coefficients de corrélation supérieurs à 0,985 dans le sang et les urines.

Cependant, la linéarité du composé O-H-LSD est inférieure, avec des coefficients de corrélation de 0,9750 et 0,8905 respectivement dans le sang et les urines.

2.3.3.2. Répétabilité

La répétabilité du dosage des molécules a été réalisée à 3 concentrations : 50 pg/mL, 250 pg/mL et 1250 pg/mL (Tableaux 6 et 7). La fidélité est évaluée à l'aide du coefficient de variation (CV %), à partir de la moyenne (Moy) et de l'écart-type (ET). La justesse est évaluée par le calcul du biais (%) avec la concentration théorique ([C] cible).

Composés	[C] cible (pg/mL)	Moy ± ET (pg/mL)	CV (%)	Biais (%)
LSD	50	43,2 ± 5,0	11,5	-13,5
	250	289,8 ± 28,9	10,0	15,9
	1250	1211,9 ± 72,3	6.0	-3.0
iso-LSD	50	48,2 ± 5,0	10,4	-3,5
	250	260,5 ± 27,1	10,4	4,2
	1250	1241,2 ± 105,4	8,5	-0,7
nor-LSD	50	42,3 ± 5,0	9,1	-15,4
	250	292,9 ± 15,9	5,4	17,2
	1250	1195,3 ± 98,4	8,2	-4,4
O-H-LSD	50	47,0 ± 4,3	9,2	-5,9
	250	281,2 ± 22,9	8,2	12,5
	1250	1244,8 ± 118,9	9,6	-0,4

Tableau 6. Répétabilité dans le sang : fidélité et justesse du LSD et de ses métabolites (n=6)

Composés	[C] cible (pg/mL)	Moy ± ET (pg/mL)	Coefficient Variation (%)	Biais (%)
LSD	50	54,0 ± 7,0	13,0	8,0
	250	229,5 ± 13,5	5,8	-8,2
	1250	1270,0 ± 44,1	3,5	1,6
iso-LSD	50	51,3 ± 4,3	8,4	2,5
	250	245,0 ± 20,8	8,5	-2,0
	1250	1284,2 ± 100,9	7,9	2,7
nor-LSD	50	50,4 ± 4,8	9,6	-0,8
	250	246,3 ± 19,8	8,0	-1,5
	1250	1322,8 ± 198,3	14,9	5,8
O-H-LSD	50	48,2 ± 6,4	13,4	-3,7
	250	253,3 ± 34,3	13,5	1,3
	1250	1167,8 ± 158,4	13,6	-6,6

Tableau 7. Répétabilité dans les urines : fidélité et justesse du LSD et de ses métabolites (n=6)

Les coefficients de variations (CV) sont inférieurs à 15% avec des biais inférieurs à 20% pour les différentes concentrations dans les urines et le sang. Les coefficients de variation du $LSD-D_3$, calculés à partir des aires sous la courbe sont de 8,2 % dans le sang et de 5,9% dans les urines.

2.3.3.3. Reproductibilité

La reproductibilité du dosage des molécules a été réalisée à 3 concentrations : 50 pg/mL, 250 pg/mL et 1250 pg/mL (Tableaux 8 et 9). La fidélité est évaluée à l'aide du coefficient de variation (CV %), à partir de la moyenne (Moy) et de l'écart-type (ET). La justesse est évaluée par le calcul du biais avec la concentration théorique ([C] cible).

Composés	[C] cible (pg/mL)	Moy ± ET (pg/mL)	CV (%)	Biais (%)
LSD	50	49,7 ± 7,6	14,3	-5,0
	250	257,1 ± 17,3	6,7	2,9
	1250	1311,5 ± 68,5	5,2	4,9
iso-LSD	50	40,1 ± 11,4	5,7	-19,9
	250	277,5 ± 26,0	9,4	11,0
	1250	1354,9 ± 151,9	11,2	8,4
nor-LSD	50	53,3 ± 6,3	11,9	6,5
	250	246,9 ± 29,1	11,8	-1,2
	1250	1247,5 ± 150,4	12,1	-0,2
O-H-LSD	50	59,4 ± 3,5	6,0	18,9
	250	249,7 ± 28,9	11,6	-0,1
	1250	1167,7 ± 139,0	11,9	-6,6

Tableau 8. Reproductibilité dans le sang : fidélité et justesse du LSD et de ses métabolites (n=6)

Composés	[C] cible (pg/mL)	Moy ± ET (pg/mL)	CV (%)	Biais (%)
LSD	50	47,9 ± 7,2	14,9	-4,1
	250	244,5 ± 14,2	5,8	-2,2
	1250	1263,3 ± 88,9	7,0	1,1
iso-LSD	50	50,1 ± 7,5	14,9	0,3
	250	241,3 ± 22,3	9,5	-3,5
	1250	1269,7 ± 115,2	9,1	1,6
nor-LSD	50	50,7 ± 7,4	14,6	1,4
	250	258,9 ± 26,8	10,4	3,5
	1250	1282,3 ± 133,9	10,4	2,6
O-H-LSD	50	64,2 ± 23,4	36,4	28,4
	250	247,1 ± 91,7	37,1	-1,2
	1250	1265,8 ± 438,9	34,7	1,3

Tableau 9. Reproductibilité dans les urines : fidélité et justesse du LSD et de ses métabolites (n=8)

Les coefficients de variations (CV) sont inférieurs à 15% avec des biais inférieurs à 20% pour les différentes concentrations dans les urines et le sang, excepté pour O-H-LSD dans les urines. Les coefficients de variation du LSD-D_3, calculés à partir des aires sous la courbe sont de 12,8 % dans le sang et de 13,6 % dans les urines.

2.3.3.4. Effet matrice

L'effet matrice permet d'évaluer l'effet de la matrice (sang ou urine) sur le signal détecté par ESI-LC-MS/MS. Les rendements d'extraction (Process efficiency - PE %) sont compris entre 40,3 et 124,1 % dans le sang et entre 27,0 et 177,9 % dans les urines. L'efficacité de l'extraction (Extraction efficiency - EE %) est comprise entre 61,0 et 99,2% dans le sang et entre 47,1 et 103,4 % dans les urines (Tableaux 10 et 11).

Composés	EE %		PE %		ME %	
	500 pg/mL	5000 pg/mL	500 pg/mL	5000 pg/mL	500 pg/mL	5000 pg/mL
O-H-LSD	82,0	99,2	101,7	124,1	22,7	24,8
LSD	71,3	71,2	40,4	41,9	-43,8	-39,3
LSD-D$_3$	65,0	66,7	52,2	60,9	-19.6	-8,8
nor-LSD	61,0	69,5	40,3	41,2	-34,5	-39,7
iso-LSD	64,9	67,4	55,6	62,2	-14,1	-8,9

Tableau 10. Effet matrice des différentes molécules dans le sang (n = 6)

Composés	EE %		PE %		ME %	
	500 pg/mL	5000 pg/mL	500 pg/mL	5000 pg/mL	500 pg/mL	5000 pg/mL
O-H-LSD	103,4	99,9	177,9	160,4	70,9	70,3
LSD	64,3	66,8	27,0	29,4	-56,7	-57,1
LSD-D$_3$	47,1	66,7	23,3	33,0	-50,5	-51,1
nor-LSD	57,3	65,4	29,5	30,4	-42,9	-41,3
iso-LSD	69,4	69,9	40,7	39,4	-39,7	-35.3

Tableau 11. Effet matrice des différentes molécules dans les urines (n = 6)

L'effet matrice (Matrix Effect – ME%) est compris entre -39,7 et +24,8 % dans le sang et entre -57,1 et +70,9 % dans l'urine. Nous observons un effet de suppression d'ion (ion suppression) pour le LSD, LSD-D$_3$, le nor-LSD et iso-LSD aux deux concentrations (500 et 5000 pg/mL) dans le sang et dans l'urine. A l'inverse, une augmentation d'ion (ion enhancement) est observée pour O-H-LSD à 500 et 5000 pg/mL dans le sang et dans les urines.

Les effets matrices observés (ion suppression ou ion enhancement) sont importants pour tous les analytes toutefois les autres critères (linéarité, répétabilité et reproductibilité) sont acceptables, excepté pour l'O-H-LSD dans les urines, ce qui permet de valider la méthode de dosage. En revanche, l'effet matrice important du O-H-LSD (+70,9 et +70,3%) dans les urines a une influence sur la LOQ qui est la plus élevée (100 pg/mL) et sur la linéarité qui est inférieure à celle des autres composés.

2.3.3.5. Contrôle qualité

Un contrôle qualité dans l'urine de valeur cible 1250 pg/mL a été analysé en même temps qu'une gamme réalisée dans l'urine. La concentration a été mesurée à 1310 pg/mL pour un intervalle de confiance estimé entre 750 et 1750 pg/mL par la société ACQ Science (Rottenburg-Hailfingen, Germany). Malheureusement, de tels contrôles qualités ne sont pas disponibles pour les composés l'iso-LSD, le O-H-LSD et le nor-LSD.

2.4. Application du dosage à des cas médico-judiciaires

Il est encore difficile d'apprécier clairement la morbidité du LSD, compte tenu de la diversité des substances psycho-actives dans les produits vendus sous l'appellation LSD, et de l'association très fréquente à d'autres substances (Vincent F. 1998).

2.4.1. Cas de la littérature

La plupart des décès associés au LSD sont dus à des lésions traumatiques survenant pendant l'hallucination que provoque la drogue. Les chutes de points élevés sont fréquentes. Il y a une forte corrélation entre prise de LSD et blessures accidentelles, notamment chez les jeunes consommateurs.

Outre la toxicité du LSD sur le psychisme, qui est connue et imprévisible, des cas de rhabdomyolyse, d'accident vasculaire cérébraux, de coma ou de complications cardiaques ont été décrits (Ghuran A et Nolan J. 2000 ; Berrens Z *et al.* 2010 ; Esse K *et al.* 2011).

Klock *et al.* (1974) rapporte un cas de huit personnes qui auraient accidentellement consommés une dose très importante de LSD par voie intranasale, en le confondant avec de la cocaïne. Leurs taux sériques de LSD étaient compris entre 2,1 et 26 ng/mL. Les personnes étaient dans un état de coma associant une hyperthermie, des lésions gastro-intestinales et une dépression respiratoire mais tous ont survécus sans séquelles après une prise en charge à l'hôpital (Klock JC *et al.* 1974). A notre connaissance, la littérature ne fait état que d'un seul cas de décès uniquement imputable au LSD, le cas d'un homme décédé 16 heures après son arrivée à l'hôpital. Les concentrations plasmatiques *ante mortem* ont été mesurées entre 8 et 15 ng/mL selon les méthodes utilisées (Fysh RR *et al.* 1985)

2.4.2. Cas au CHU de Rennes

- Cas n°1 :

Monsieur B. 28 ans est décédé le 30 avril 2012 après avoir chuté d'un point élevé. L'autopsie a été pratiquée à l'institut médicolégal du CHU de Rennes et a confirmé un décès par traumatisme cranio-encéphalique et thoracique suite à une chute d'un lieu élevé. Les scellés contenant 2 mèches de cheveux, 2 flacons de sang et 2 flacons d'urine du patient ont été prélevés.

L'analyse des cheveux n'a pas été réalisée. Le dépistage urinaire de stupéfiants et de médicaments psychotropes par réaction immunochimique a révélé la présence de cannabis. Le résultat du dosage de l'oxyde de carbone (oxycarbonémie) était normal, avec une mesure de la carboxyhémoglobine (HbCO) à 1,2%. L'alcoolémie était négative. Le screening toxicologique par une méthode de chromatographie en phase liquide couplée à une détection en barrette de diodes (UPLC-DAD, Acquity, Waters) n'a identifié aucune molécule médicamenteuse dans le sang.

La recherche de stupéfiants par LC-MS/MS (ThermoFisher Scientific, San Jose, USA) a révélé la présence dans le sang de delta-9-tétrahydrocannabinol (THC) et de son métabolite (THC-COOH) aux concentrations respectives de 0,63 ng/mL et 7,3 ng/mL.

La méthode de dosage du LSD par chromatographie liquide couplée à la spectrométrie de masse en tandem précédemment mise au point a été utilisée dans le cadre de cette analyse toxicologique. Les résultats sanguins révèlent la présence de LSD et de ses métabolites O-H-LSD, nor-LSD et iso-LSD aux concentrations respectives de 176 ; 216 ; 128 et 369 pg/mL.

Les résultats urinaires révèlent également la présence de LSD, d'O-H-LSD, de nor-LSD et d'iso-LSD respectivement à des concentrations de 114 ; 9952 ; 805 et 1364 pg/mL (Figure 20).

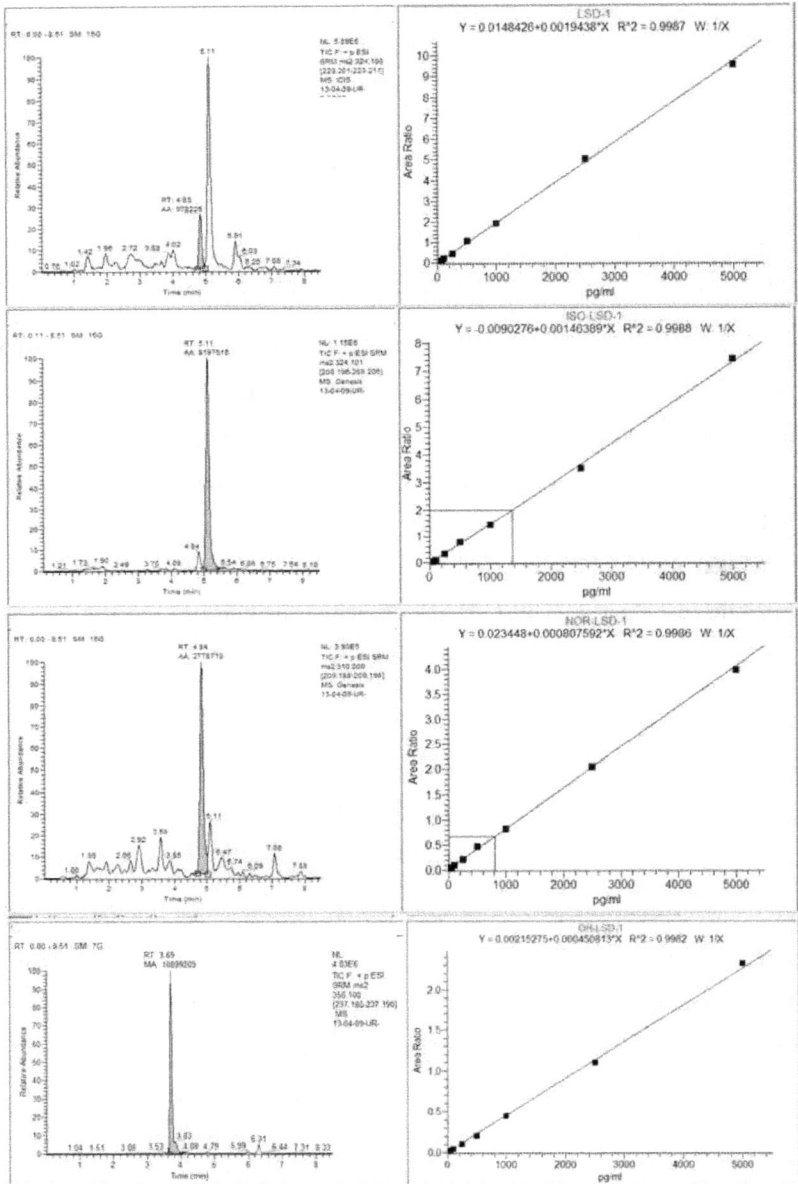

Figure 20. Chromatogrammes et courbes de calibration du dosage urinaire
de LSD et de ses métabolites

Les concentrations sanguines détectées sont faibles, mais ceci est cohérent puisque le LSD ne peut être détecté dans le sang que dans les 6 à 12 heures après sa consommation (Papac DI et Foltz RL. 1990). Les concentrations urinaires sont plus élevées, notamment celles des métabolites O-H-LSD, iso-LSD et nor-LSD. Comme mentionné dans la littérature, nous retrouvons une concentration urinaire en O-H-LSD bien supérieure à celle du LSD. En effet, moins de 1% du LSD est détecté dans l'urine mais ses métabolites peuvent être détectés à de plus fortes concentrations et plus tardivement (Reuschel SA *et al.* 1999b).

Ces molécules sont retrouvées dans le sang et les urines à des concentrations toxiques du même ordre de grandeur que celles renseignées dans les publications (Canezin J *et al.* 2001).

Ainsi, d'un point de vue médico-judiciaire, nous pouvons conclure que l'analyse toxicologique des prélèvements effectués sur le corps de monsieur B révèle une alcoolémie négative et l'absence de médicaments en surdosage, notamment psychotropes décelables par les techniques utilisées. Cependant, l'analyse révèle la présence de dérivés du cannabis et du LSD provenant d'une consommation récente au moment du décès.

- Cas n°2 :

Un homme a été arrêté par les forces de l'ordre en possession de deux tubes de poudres blanches pouvant être de la cocaïne et de nombreux buvards à l'effigie de Ganesh, une divinité indienne à tête d'éléphant (Figure 21). Ces buvards étaient suspectés de contenir du LSD ; en effet, selon l'enquête TREND 2011, des buvards de LSD avec des motifs hindous étaient en circulation dans la région rennaise.

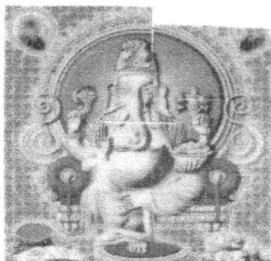

Figure 21. Buvards saisis par les forces de l'ordre.

Afin d'identifier les composés présents sur les buvards, une désorption dans un mélange méthanol-eau (1/1) a été réalisée (Veress T. 1993). La solution a été analysée par UPLC-DAD ainsi que par la technique de dosage du LSD par LC-MS/MS.

Le screening toxicologique par UPLC-DAD n'a identifié aucune molécule médicamenteuse. Par ailleurs, aucun pic chromatographique ne correspondant à la molécule de LSD n'a été identifié par la technique de LC-MS/MS.

L'homme a avoué aux forces de l'ordre que les buvards ne contenaient que de l'huile pimentée et les poudres blanches s'avéraient être de la chloroquine, un antipaludéen.

2.5. Discussion

La méthode de dosage mise au point au sein du service de toxicologie biologique et médico-légale du CHU de Rennes permet de doser simultanément le LSD, l'iso-LSD et leurs métabolites le 2-oxo-3-hydroxy-LSD (O-H-LSD) et le N-desmethyl-LSD (nor-LSD) dans deux matrices différentes : le sang et les urines.

Afin de faciliter la mise en œuvre de cette technique au laboratoire, nous avons souhaité mettre au point une technique de dosage par LC-MS/MS proche de celles utilisées en routine. La mise au point de cette méthode a nécessité plusieurs étapes. Tout d'abord paramétrer le spectromètre de masse pour qu'il détecte les transitions correspondant à chaque molécule, puis établir une méthode de séparation chromatographique des composés et enfin mettre en place une technique d'extraction efficace des différentes molécules.

2.5.1. Technique d'extraction

L'extraction du LSD a été une étape délicate de la mise au point du dosage, notamment pour le composé le plus hydrophile et le plus polaire, O-H-LSD, comme mentionné dans la littérature (Skopp G. *et al.* 2002).

Les techniques d'extraction du LSD et de ses métabolites dans l'urine ou le sang sont variées, elles peuvent se faire par purification par immunoaffinité (Cai J et Henion J. 1996a, Röhrich J *et al.* 2000, Kerridan S et Brooks DE. 1999), par extraction liquide/liquide (Francom P *et al.* 1988, Hoja H *et al.* 1997, Clarkson ED *et al.* 1998 ; Canezin J *et al.* 2001, Johansen SS et Jensen JL. 2005, Favretto D *et al.* 2007 ; Chung A *et al.* 2009), par extraction en phase solide (Gougnard T *et al.*1999 ; Skopp G *et al.* 2002) ou même par combinaison de plusieurs méthodes (Webb KS *et al.* 1996, Cai J et Henion J 1996b, Sklerov JH *et al.* 2000, Poch GK *et al.* 2000).

Nous avons donc essayé d'extraire au mieux les différents composés dans les matrices (sang et urine) à partir des techniques employées au laboratoire. La précipitation par de l'acétonitrile, l'extraction dans des Toxitube A® (Varian) ou par l'acétate d'ethyl donnaient des rendements d'extraction largement insuffisants. L'ether et le chloroforme paraissaient être de bons candidats pour extraire le LSD, notamment par leurs caractères très volatiles permettant une évaporation rapide. Cependant nous évitons d'utiliser ces solvants au sein du laboratoire en raison de leur toxicité et dangerosité.

L'extraction liquide/liquide ou LLE (Liquid liquid extraction) n'a pas donné de meilleurs résultats malgré de nombreux essais, avec notamment le chloroforme (Favretto D *et al.* 2007), l'acetate de butyl (Johansen SS et Jensen JL. 2005) ou un mélange de solvant dichloromethane/isopropanol (Chung A *et al.* 2009) comme solvant d'extraction.

Une autre alternative est une extraction solide/liquide ou SPE (Solid phase extraction). Comme dans la littérature (Gougnard T *et al.* 1999 ; Skopp G *et al.* 2002), nous avons utilisé les colonnes de silice C18 Bond Elut Certify (Agilent).

Nous avons mis en place différents protocoles d'extraction et contrairement à la bibliographie qui utilise un tampon phosphate acide (pH = 6,0), nous avons optimisé l'extraction avec un conditionnement basique des colonnes et des échantillons par du tampon bicarbonate (pH=8,6), un lavage des colonnes par une solution aqueuse à pH acide (pH=4) et une élution par un mélange basique dichlorométhane - isopropanol – ammoniaque.

En se basant sur les données de la littérature, nous avons choisi une évaporation à 37°C car la molécule de LSD est thermolabile. A cette température, l'évaporation est lente, mais évite une dégradation trop rapide du composé. Après évaporation, le solvant de reprise ayant donné les meilleurs résultats a été l'eau LC-MS.

Malgré de nombreuses tentatives à l'aide de techniques manuelles couramment utilisées, les rendements d'extraction restent faibles puisqu'à la concentration de 500 pg/mL les rendements étaient respectivement pour O-H-LSD, LSD, LSD-D$_3$, nor-LSD et iso-LSD de 101,7% ; 40,4% ; 52,2%; 40,3% ; 55,6 % dans le sang et de 177,9 %; 27,0% ; 23,3% ; 29,5% ; 40,7 % dans l'urine (Tableaux 10 et 11). Toutefois, si l'on corrige ce rendement par l'étalon interne LSD-D$_3$, les rendements sont respectivement pour LSD, nor-LSD et iso-LSD de 77,4 %, 77,2 % et de 106,5 % dans le sang de 115,8 %, 127,7 % et de 174.7 % dans l'urine. L'utilisation d'un étalon interne deutéré du O-H-LSD permettrait d'atteindre de meilleures valeurs de rendement après correction.

Nos rendements d'extractions semblent inférieurs à ce qui est retrouvé dans la littérature. En effet, tous les auteurs ne précisent pas leurs rendements d'extraction mais lorsque ceux-ci sont mentionnés, ils sont compris entre 50 et 105% selon les molécules et les matrices (Hoja H *et al.* 1997, Canezin J *et al.* 2001, Johansen SS et Jensen JL. 2005, Favretto D *et al.* 2007, Chung A *et al.* 2009, Martin R *et al.* 2013).

Le LSD et ses métabolites sont difficiles à extraire des matrices biologiques, ainsi les rendements sont faibles et les effets matrices importants. Cette première étape de la mise au point du dosage est pourtant primordiale pour permettre une détection suffisante à de très faibles concentrations. Cependant, nous montrons dans cette étude que malgré un faible rendement d'extraction, nous allons pouvoir valider cette méthode de dosage.

2.5.2. LC-MS/MS

Les transitions retrouvées après infusion et optimisation sur le spectromètre TSQ Quantum Ultra correspondent à celles de méthodes validées de la littérature sur d'autres spectromètres de masse (Canezin J *et al.* 2001 ; Favretto D *et al.* 2007 ; Chung A *et al.* 2009).

Avant de détecter les molécules par spectrométrie de masse, il est nécessaire de les séparer par chromatographie. Afin d'intégrer nos analyses à celles de la routine du laboratoire, nous avons conservé les solvants utilisés de façon courante, ainsi que la colonne dédiée au dosage des stupéfiants Hypersil Gold C18 (3.0 µm, 2.1 x 100 mm). Ceci rend notre méthode plus simple, plus économique et plus rapide à mettre en œuvre. Les solvants utilisés sont constamment disponibles sur la LC-MS/MS : le solvant A (Acetate d'ammonium 2 mM, acide formique 0,1 %) et le solvant B (Acetonitrile, acide formique 0,1 %).

Le dosage du LSD par chromatographie nécessite au préalable un équilibrage de la colonne qui permet d'avoir une méthode reproductible avec des temps de rétention constants d'une analyse à l'autre. Le temps d'équilibrage est de 30 minutes avec un mélange constitué de 90% de solvant A et 10% de solvant B. L'optimisation de la méthode chromatographique des composés nous a conduit à choisir un gradient de solvant au cours du temps. Une augmentation progressive de la proportion de solvant B au cours de l'analyse, plus apolaire, permet l'élution du LSD, nor-LSD et iso-LSD. Tous les composés d'intérêt sont élués entre 3,3 et 5,5 minutes, c'est-à-dire après le front de solvant.

Le gradient permet une bonne séparation des composés notamment entre le LSD et son isomère l'iso-LSD, malgré une formule chimique identique. Les pics chromatographiques sont fins et d'allure gaussiennes. L'oxydation du LSD par métabolisation (O-H-LSD) augmente l'hydrophilie du xénobiotique, ainsi ce métabolite est élué avant les autres composés sur une colonne C18.

Les deux dernières minutes du gradient servent à rééquilibrer la colonne avant la prochaine injection. Le temps d'analyse total est de 8,5 minutes ce qui est inférieur à toutes les méthodes de dosage du LSD et ses métabolites par LC-MS/MS référencées dans la littérature.

A la fin de l'analyse, une « séquence stop » permet de rincer la colonne. Cette séquence dure 40 minutes et élue la colonne selon un gradient acétonitrile-methanol, finissant par 100% de méthanol. Ce rinçage permet de préparer la colonne à une autre analyse qui débutera par une séquence d'équilibrage.

2.5.3. Validation de la méthode

Nous avons souhaité valider la méthode de dosage selon les normes usuelles que sont la linéarité, la répétabilité, la reproductibilité et la mesure des effets des matrices. La stabilité de la molécule n'a pas été évaluée.

Nous pouvons observer que notre méthode est répétable dans le sang et les urines à des concentrations de 50, 250 et 1250 pg/mL (Tableaux 6 et 7). Les LOQ sont de 25 pg/mL pour le LSD et de 50 pg/mL pour iso-LSD, nor-LSD. Les LOQ du O-H-LSD sont de 50 pg/mL dans le sang et 100 pg/mL dans l'urine. Ces limites de quantification sont supérieures à celles retrouvées dans la littérature, puisqu'en LC-MS/MS elles varient entre 10 et 50 pg/mL selon les auteurs et les matrices. Cependant, notre technique de dosage permet d'atteindre des concentrations acceptables puisque le seuil de positivité (cut-off) du LSD et du O-H-LSD dans les urines a été fixé à 200 pg/mL par le département de la défense des Etats-Unis (Reuschel SA *et al.* 1999a) c'est-à-dire plus élevé que les LOQ de notre technique. De plus, les concentrations plasmatiques et urinaires retrouvées dans la littérature sont souvent bien plus importantes que 50 pg/mL. Ainsi, une extrême performance analytique n'est pas indispensable au dosage du LSD et de ses métabolites dans l'urine et le sang dans un cadre médico-judiciaire.

Par ailleurs, afin de vérifier l'absence de faux positifs, nous avons analysé du sang et des urines de plusieurs membres du laboratoire n'ayant jamais consommé de LSD. Nous avons pu constater sur plusieurs échantillons que nous ne détections pas les molécules recherchées dans ces matrices.

Nous avons également déterminé la linéarité des gammes avec des coefficients de corrélation supérieurs à 0,975 excepté pour la molécule O-H-LSD dans les urines avec un $r^2 = 0,8719$ (Figure 22).

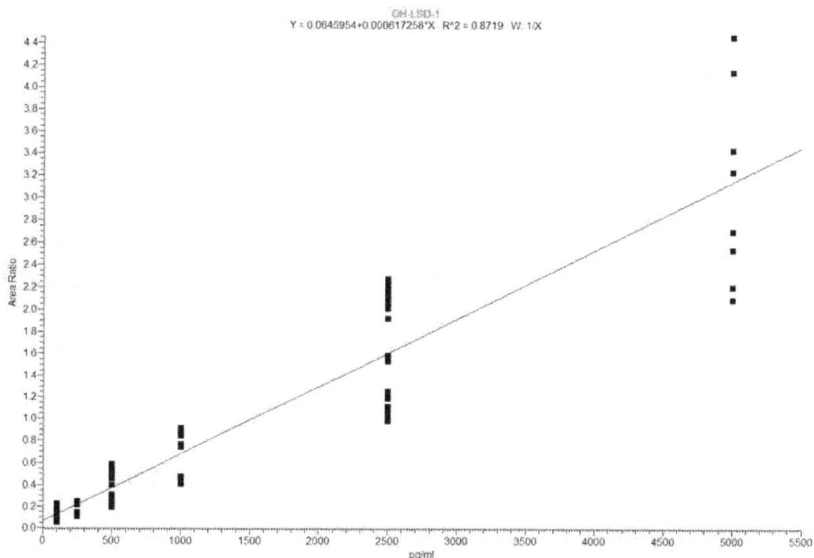

Figure 22 : Linéarité du O-H-LSD dans les urines (n=8)

La méthode de dosage est également reproductible, excepté pour O-H-LSD dans les urines. Ainsi le contrôle qualité du LSD dans l'urine a pu être quantifié avec justesse.

En revanche, le dosage de la molécule O-H-LSD dans les urines ne s'est pas révélé reproductible, puisque d'une gamme à l'autre les valeurs étaient trop différentes les unes des autres, avec des coefficients de variation bien supérieurs à 15% (Tableau 9). Ceci s'explique essentiellement par l'absence d'étalon interne deutéré. On peut cependant noter que chaque gamme individuellement se révèle linéaire avec des coefficients de corrélation supérieurs à 0,99 (Figure 23).

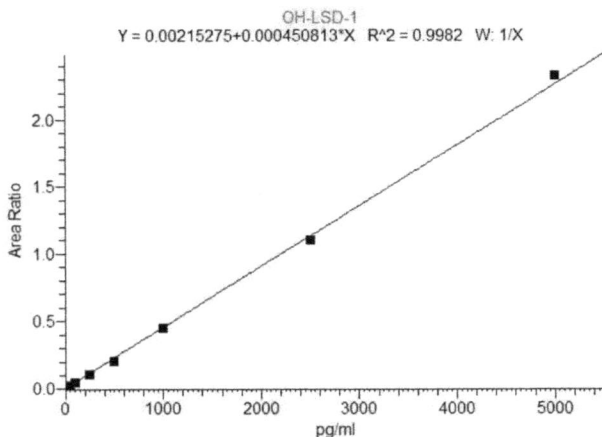

Figure 23. Gamme: surcharges de O-H-LSD dans l'urine

Toutefois, la concentration urinaire d'un métabolite tel que O-H-LSD ne représente qu'un marqueur d'exposition au LSD. Dans le domaine médico-judiciaire, la concentration dans les urines ne peut en aucun cas être corrélée à la clinique d'autant plus si l'on ignore le délai depuis la dernière prise. Ainsi, bien qu'analytiquement le manque de reproductibilité du dosage du O-H-LSD dans les urines pose un problème, la détection de cette molécule suffit à prouver l'exposition au LSD. Une quantification du O-H-LSD peut cependant être faite par comparaison à une gamme réalisée simultanément et donner une information supplémentaire sur la dose absorbée.

La loi du 31 décembre 1970 interdit et pénalise l'usage illicite de toute substance classée comme stupéfiant. Ainsi, la véritable question médico-judiciaire est de savoir s'il y a eu consommation de LSD ou non car les sanctions encourues ne seront pas toujours fonction du taux de LSD retrouvé.

Un problème peut cependant se poser lorsque la molécule est quantifiée à une concentration proche de la LOQ. Dans ce cas, le manque de reproductibilité du dosage peut faire qu'un jour la concentration mesurée soit en dessous de la LOQ ce qui fait rendre un résultat négatif et un autre jour une concentration supérieure à la LOQ laissera penser qu'il y a eu consommation.

La méthode développée a pu être appliquée avec succès à un cas médicolégal puisque du LSD, iso-LSD, nor-LSD et O-H-LSD ont été détectés et quantifiés dans le sang et l'urine d'un homme. La fenêtre de détection d'une prise « standard » de LSD dans le sang est évalué à 30 heures et le délai de détection du LSD et de ses métabolites dans les urines est maximal 4 heures après la prise (Faed EM et McLeod WR 1973 ; Papac DI et Foltz RL. 1990). Ainsi, dans le cas présenté ici, nous pouvons penser que le LSD a été consommé quelques heures avant la chute mortelle de la personne.

Le dosage a également été testé pour la recherche de LSD sur des buvards. En effet, notre technique analytique possède une bonne linéarité et reproductibilité dans le méthanol. Ainsi la méthode de LC-MS/MS développée pourrait être appliquée au dosage du LSD sur les buvards et même permettre de différencier le LSD de l'iso-LSD, qui est une impureté de synthèse.

CONCLUSION

En conclusion, nous pouvons dire que nous avons mis au point une méthode de dosage simultané du LSD et de ses métabolites par LC-MS/MS dans le sang et l'urine. Cette méthode permet d'identifier et de quantifier de manière simple et peu couteuse le LSD et ses métabolites : nor-LSD, O-H-LSD et iso-LSD, son isomère.

La technique mise au point n'interfère pas avec la routine du laboratoire, la colonne et les solvants chromatographiques étant ceux couramment utilisés. De plus, cette méthode présente l'avantage d'être rapide puisque l'analyse est réalisée en seulement 8,5 minutes.

Nous avons souhaité valider la linéarité, la répétabilité, la reproductibilité et l'effet matrice de cette méthode. Bien que le dosage du O-H-LSD se soit révélé non reproductible dans les urines, nous pouvons cependant quantifier le LSD et ses autres métabolites dans le sang et dans les urines sans faux positifs. Cette méthode a ainsi été utilisée avec succès pour mettre en évidence le LSD, le nor-LSD, l'O-H-LSD et l'iso-LSD dans le sang et les urines d'un patient dans un cadre médico-judiciaire et mettre en évidence une consommation de LSD quelques heures avant la chute mortelle du patient.

De nos jours, de nombreuses nouvelles drogues hallucinogènes inondent le marché, le plus souvent par le biais d'internet. Ainsi, le LSD reste toujours un produit utilisé mais il tend à être supplanté par d'autres substances dont les effets sont nocifs et mal connus. La performance des technologies analytiques permet aujourd'hui de répondre à cette constante évolution. Ainsi, le LSD peut maintenant être recherché et dosé à de faibles concentrations dans notre laboratoire, il reste maintenant à développer de nouvelles techniques pour adapter notre technologie et élargir notre panel de recherche de nouvelles drogues hallucinogènes.

REFERENCES

Aghajanian GK, Marek GJ (1998) Serotonin 5-HT2A receptors enhance asynchronous excitatory transmission in pyramidal cells (layer V) of prefrontal cortex. *Soc Neurosci Abs.* **24**:1366.

Aghajanian GK, Marek GJ (1999) Serotonin and hallucinogens. *Neuropsychopharmacology.* **21**(2 Suppl):16S-23S.

Aghajanian GK, Marek GJ (2000) Serotonin model of schizophrenia: emerging role of glutamate mechanisms. *Brain Res Brain Res Rev.* **31**(2-3):302-12.

Amin AH, Crawford TB, Gaddum JH, (1954) The distribution of substance P and 5-hydroxytryptamine in the central nervous system of the dog. *J Physiol.* **126**:596-618.

Augsburger M, Mangin P (1998) LSD, le phénix des hallucinogènes. *Toxicorama.* **10**(2):61-6.

Balestrieri A, Fontanari D (1959) Acquired and crossed tolerance to mescaline, LSD-25, and BOL-148. *Arch Gen Psychiat.* **1**:279–82.

Berrens Z, Lammers J, White C (2010) Rhabdomyolysis After LSD Ingestion *Psychosomatics.* **51**(4):356-356.

Boadle-Biber MC (1993) Regulation of serotonin synthesis. *Prog Biophys Mol Biol.* **60**:1-15.

Bodin K, Svensson JO (2001) Determination of LSD in urine with high performance liquid chromatography–mass spectrometry. *Ther Drug Monit.* **23**:389–93.

Bowsher RR, Henry DP (1983) Decarboxylation of p-tyrosine: a potential source of p-tyramine in mammalian tissues. *J Neurochem.* **40**:992-1002.

Boyd ES (1959) The metabolism of LSD. *Arch Int Pharmacodyn Ther.* **120**:292–311.

Burnley BT, George S (2003) The development and application of a gas chromatography–mass spectrometric (GC–MS) assay to determine the presence of 2-oxo-3-hydroxy-LSD in urine. *J Anal Toxicol.* **27**:249–52.

Cai J, Henion J (1996a) On-line immunoaffinity extractioncoupled column capillary liquid chromatography/tandem mass spectrometry: trace analysis of LSD analogs and metabolites in human urine. *Anal Chem* **68**:72–78.

Cai J, Henion J (1996b) Elucidation of LSD In Vitro Metabolism by Liquid Chromatography and Capillary Electrophoresis Coupled with Tandem Mass Spectrometry. *J Anal Toxicol.* **20**(1):27-37.

Canezin J, Cailleux A, Turcant A, Le Bouil A. Harry P, Allain P (2001) Determination of LSD and its metabolites in human biological fluids by high-performance liquid chromatography with electrospray tandem mass spectrometry. *J Chromatogr B.* **765**:15–27.

Cawthon RM, Breakefield XO (1979) Differences in A and B forms of monoamine oxidase revealed by limited proteolysis and peptide mapping. *Nature.* **281**:692-694.

Cheze M, Vayssette F, Pépin G (2001) Dosage du LSD dans les phanères par chromatographie liquide couplée à la spectrométrie de masse ou par chromatographie gazeuse couplée à la spectrométrie de masse tandem. *Ann Toxicol Anal.* **8**(2):63-8.

Chung A, Hudson J, McKay G (2009) Validated Ultra-Performance Liquid Chromatography– Tandem Mass Spectrometry Method for Analyzing LSD, iso-LSD, nor-LSD, and O-H-LSD in Blood and Urine. *J Anal Toxicol.* **33**(5):253-9.

Clarkson ED, Lesser D, Paul BD (1998) Effective GC-MS procedure for detecting iso-LSD in urine after base-catalyzed conversion to LSD. *Clin Chem* **44**:287–92.

De Kanel J, Vickery WE, Waldner B, Monahan RM, Diamond FX (1998) Automated extraction of lysergic acid diethylamide (LSD) and N-demethyl-LSD from blood, serum, plasma, and urine samples using the Zymark RapidTrace with LC/MS/MS confirmation. *J Forensic Sci.* **43**:622–5.

Diab IM, Freedman DX, Roth LJ (1971) [3H] lysergic acid diethylamide: Cellular autoradiographic localization in rat brain. *Science.* **173**:1022–4.

Dyck E (2005) Flashback: psychiatric experimentation with LSD in historical perspective. *Can J Psychiatry.* **50**(7):381-8.

Esse K, Fossati-Bellani M, Traylor A, Martin-Schild S (2011) Epidemic of illicit drug use, mechanisms of action/addiction and stroke as a health hazard. *Brain Behav.* **1**(1):44-54.

Faed EM, McLeod WR (1973) A urine screening test of lysergide. *J Chromatogr Sci.* **11**:4–6.

Favretto D, Frison G, Maietti S, Ferrara SD (2007) LC–ESI-MS/MS on an ion trap for the determination of LSD, iso-LSD, nor-LSD and 2-oxo-3-hydroxy-LSD in blood, urine and vitreous humor. *Int J Legal Med.* **121**(4): 259–65.

Fixon G, Houdret N, Bernaux F, Imbenotte M, Lhermitte M (1998) Stabilité du LSD dans l'urine. *Toxicorama.* **10**(2):67-72.

Francom P, Andrenyak D, Lim HK, Bridges RR, Foltz RL, Jones RT (1988) Determination of LSD in urine by capillary column gas chromatography and electron impact mass spectrometry. *J Anal Toxicol.* **12**:1–8.

Fysh RR, Oon MC, Robinson KN, Smith RN, White PC, Whitehouse MJ (1985) A fatal poisoning with LSD. *Forensic Sci Int.* **28**:109-13.

Gellman RL, Aghajanian GK (1993) Pyramidal cells in piriform cortex receive a convergence of inputs from monoamine activated GABAergic interneurons. *Brain Res.* **600**:63–73.

Ghysel MH, Trotin F (2004) Les substances hallucinogènes provenant de l'ergot de seigle et des volubilis. *Ann Toxicol Anal.* **16**(1):65-75.

Ghuran A, Nolan J (2000) Recreational drug misuse: issues for the Cardiologist. *Heart.* **83**:627–33.

Glennon RA, Titeler M, McKenney JD (1984) Evidence for 5-HT2 involvement in the mechanism of action of hallucinogenic agents. *Life Sci.* **35**:2505–11.

Gougnard T, Charlier C, Plomteux G (1999) Dosage ultra-rapide de LSD et de nor-LSD dans les urines par chromatographie liquide couplée à la spectrométrie de masse. *Toxicorama.* **11** (2):99-102.

Halpern JH (2003) Hallucinogens: an update. *Curr Psychiatry Rep.* **5**(5):347-54.

Hoch PH, Studies in routes of administration and counteracting drugs. Dans: Lysergic acid diethylamide and mescaline in experimental psychiatry, Cholden L : Grune and Stratton ; pp. 8–12.

Hoffer A (1965) LSD: A review of its present status. *Clin Pharmacol Ther.* **6**:183–255.

Hoffman AJ, Nichols DE (1985) Synthesis and LSD-like discriminative stimulus properties in a series of N(6)-alkyl norlysergic acid N,N-diethylamide derivatives. *Med Chem.* **9**:1252-5.

Hoja H, Marquet P, Verneuil B, Lotfi H, Dupuy JL, Lachatre G (1997) Determination of LSD and N-demethyl-LSD in urine by liquid chromatography coupled to electrospray ionization mass spectrometry. *J Chromatogr B Biomed Sci Appl.* **692**:329–35.

Horn CK, Klette KL, Stout PR (2003) LC–MS analysis of 2-oxo-3-hydroxy LSD from urine using a Speedisk positive-pressure processor with Cerex PolyChrom CLIN II columns. *J Anal Toxicol.* **27**:459–63.

Isbell H, Belleville RE, Fraser HF, Wikler A, Logan CR (1956) Studies on lysergic acid diethylamide: Effects in former morphine addicts and development of tolerance during chronic intoxication. *AMA Arch Neurol Psychiatry.* **76**:468–78.

Idänpään-Heikkilä JE, Schoolar JC (1969) 14C- Lysergide in early pregnancy. *Lancet* **II**:221.

Johansen SS, Jensen JL (2005) Liquid chromatography–tandem mass spectrometry determination of LSD, ISO-LSD and the main metabolite 2-oxo-3-hydroxy-LSD in forensic samples and application in a forensic case. *J Chromatogr B.* **825**(1):21–8.

Keller U, Biosynthesis of Ergot Alkaloids. Dans: Ergot, The Genus Claviceps ; Kren V, Cvak L, Edition Harwood Academic Publ, 1999 ; pp. 95-164.

Kerrigan S, Brooks DE (1999) Immunochemical extraction and detection of LSD in whole blood. *J Immunol Methods.* **224**:11–8.

Klette KL, Anderson CJ, Poch GK, Nimrod AC, ElSohly MA (2000) Metabolism of lysergic acid diethylamide (LSD) to 2-oxo-3-hydroxy LSD (O-H LSD) in human liver microsomes and cryopreserved human hepatocytes. *J Anal Toxicol.* **24**:550–6.

Klette KL, Horn CK, Stout PR, Anderson CJ (2002) LC–MS analysis of human urine specimens for 2-oxo-3-hydroxy LSD: method validation for potential interferants and stability study of 2-oxo-3-hydroxy LSD under various storage conditions. *J Anal Toxicol.* **26**:193–200.

Klock JC, Boerner U, Becker CE (1974) Coma, hyperthermia and bleeding associated with massive LSD overdose. A report of eight cases. *West J Med.* **120**:183–8.

Krebs TS, Johansen PØ (2012) Lysergic acid diethylamide (LSD) for alcoholism: meta-analysis of randomized controlled trials. *J Psychopharmacol.* **7**:994-1002.

Laing RR. Occurrence and forms of the hallucinogens. Dans : Hallucinogens: A Forensic Drug Handbook ; Laing RR. Edition Academic Press ; 2003, pp. 37-64.

Lambe EK, Aghajanian GK (2007) Prefrontal cortical network activity: Opposite effects of psychedelic hallucinogens and D1/D5 dopamine receptor activation. *Neuroscience.* **145**(3):900-10.

Landry Y. Transmissions sérotoninergiques. Dans : Pharmacologie. Des cibles vers l'indication thérapeutique. 2ème édition. Gies JP. Edition Dunot, 2003 ; p. 357-73

Lanz U, Cerletti A, Rothlin E (1955) Distribution of lysergic acid diethylamide in the organism. *Helv Physiol Pharmacol Acta.* **13**:207–16.

Li Z, McNally AJ, Wang H, Salamone SJ (1998) Stability study of LSD under various storage conditions. *J Anal Toxicol.* **22**:520–5.

Libong D, Bouchonnet S, Ricordel I (2003) A selective and sensitive method for quantitation of lysergic acid diethylamide (LSD) in whole blood by gas chromatography–ion trap tandem mass spectrometry. *J Anal Toxicol* **27**: 24–9.

Lienert GA (1966) Mental age regression induced by lysergic acid diethylamide. *J Psychol.* **63**:3–11.

Liu R, Jolas T, Aghajanian G (2000) Serotonin 5-HT(2) receptors activate local GABA inhibitory inputs to serotonergic neurons of the dorsal raphe nucleus. *Brain Res.* **873**(1):34-45

Lovenberg TW, Erlander MG, Baron BM, Racke M, Slone AL, Siegel BW, Craft CM, Burns JE, Danielson PE, Sutcliffe JG (1993) Molecular cloning and functional expression of 5-HT1E-like rat and human 5-hydroxytryptamine receptor genes. *Proc Natl Acad Sci USA.* **90**:2184–8.

Lovenberg W, Jequier E, Sjoerdsma A. (1967) Tryptophan hydroxylation: measurement in pineal gland, brainstem, and carcinoid tumor. *Science.* **155**:217-9.

Marek GJ, Aghajanian GK (1996) LSD and the phenethylamine hallucinogen DOI are potent partial agonists at 5-HT2A receptors on neurons in the rat piriform cortex. *J Pharmacol Exp Ther.* **278**:1373–82.

Markel H, Lee A, Holmes RD, Domino EF (1994) LSD flashback syndrome exacerbated by selective serotonin reuptake inhibitor antidepressants in adolescents. *J Pediatr.* **125**:817-9.

Martin R, Schürenkamp J, Gasse A, Pfeiffer H, Köhler H (2013) Determination of psilocin, bufotenine, LSD and its metabolites in serum, plasma and urine by SPE-LC-MS/MS. *Int J Legal Med.* **3**:593-601.

McCarron MM, Walberg CB, Baselt RC (1990) Confirmation of LSD intoxication by analysis of serum and urine. *J Anal Toxicol.* **14**:165–7.

Minghetti A, Crespi-Perellino A. The History of Ergot. Dans: Ergot, The Genus Claviceps ; Kren V. Cvak L ; Edition Harwood Academic Publ, 1999 ; pp. 1999.

Nakahara Y, Kikura R, Takahashi K, Foltz RL, Mieczkowski T (1996) Detection of LSD and metabolite in rat hair and human hair. *J Anal Toxicol.* **5**:323-9.

Nelson CC, Foltz RL (1992) Chromatographic and mass spectrometric methods for determination of lysergic acid diethylamide (LSD) and metabolites in body fluids. *J Chromatogr.* **580**(1-2):97-109.

Niwaguchi T, Inoue T, Sakai T (1974) Studies on enzymatic dealkylation of d-lysergic acid diethylamide (LSD). *Biochem Pharmacol.* **23**:1073–8.

Nichols CD, Garcia EE, Sanders-Bush E (2003) Dynamic changes in prefrontal cortex gene expression following lysergic acid diethylamide administration. *Brain Res Mol Brain Res.* **111**:182–8.

Niveau G (2002) Cannabis-related flash-back, a medico-legal case. *Encephale.* **28**(1):77-9.

Papac DI, Foltz RL (1990) Measurement of lysergic acid diethylamide (LSD) in human plasma by gas chromatography/negative ion chemical ionization mass spectrometry. *J Anal Toxicol.* **14**:189–90.

Passie T, Halpern JH, Stichtenoth DO, Emrich HM, Hintzen A (2008) The Pharmacology of Lysergic Acid Diethylamide: A Review. *CNS Neurosci Ther.* **14**:295–314.

Peel HW, Boynton AL (1980) Analysis of LSD in urine using radioimmunoassay - Excretion and storage effects. *Can Soc Forensic Sci J.* **13**:23–8.

Poch GK, Klette KL, Hallare DA, Manglicmot MG, Czarny RJ, McWhorter LK, Anderson CJ (1999) Detection of metabolites of lysergic acid diethylamide (LSD) in human urine specimens: 2-oxo-3-hydroxy-LSD, a prevalent metabolite of LSD. *J Chromatogr B Biomed Sci App.* **724**: 23–33.

Poch GK, Klette KL, Anderson CJ (2000) The quantitation of 2-oxo-3-hydroxy lysergic acid diethylamide (O-H-LSD) in human urine specimens, a metabolite of LSD: comparative analysis using liquid chromatography–selected ion monitoring mass spectrometry and liquid chromatography–ion trap mass spectrometry. *J Anal Toxicol.* **24**(3):170–9.

Rasmussen K, Aghajanian GK (1988) Potency of antipsychotics in reversing the effects of a hallucinogenic drug on locus coeruleus neurons correlates with 5-HT2 binding affinity. *Neuropsychopharmacology.* **1**:101–7.

Reuschel SA, Eades D, Foltz RL (1999a) Recent advances in chromatographic and mass spectrometric methods for determination of LSD and its metabolites in physiological specimens. *J Chromatogr B.* **733**:145–159.

Reuschel SA, Percey SE, Liu S, Eades DM, Foltz RL (1999b) Quantitative determination of LSD and a major metabolite, 2-oxo-3-hydroxy-LSD, in human urine by solid-phase extraction and gas chromatography–tandem mass spectrometry. *J Anal Toxicol.* **23**: 306–12.

Richard D, Pirot S, Senon JL. Toxicomanies : cannabis, opiacés, cocaïne, amphétamines, ecstasy, LSD. Dans : Vaubourdolle M, Le Moniteur : Tome

1 : Toxicologie, sciences mathématiques, physique, chimie, 3ème Edition, Collection Le Moniteur, 2007 ; pp. 265 – 302.

Rohrich J, Zorntlein S, Becker J (2000) Analysis of LSD in human body fluids and hair samples applying ImmunElute columns. *For Sci Int.* **107**:181-90.

Rothlin E, Cerletti A. Pharmacology of LSD-25. Dans: Cholden L, Lysergic acid diethylamide and mescaline in experimental psychiatry. New York: Grune and Stratton, 1956, pp. 1–7.

Rudnick G (1977) Active transport of 5-hydroxytryptamine by plasma membrane vesicles isolated from human blood platelets. *J Biol Chem.* **252**:2170-4.

Sanders-Bush E, Burris KD, Knoth K (1988) Lysergic acid diethylamide and 2,5-dimethoxy-4-methylamphetamine and partial agonists at serotonin receptors linked to phosphoinositide hydrolysis. *J Pharm Exp Ther.* **246**:924–8.

Sauvage MF, Marquet P, Lachatre F, Dupuy JL, Lachatre G (1998) Dosage du LSD et de ses trois métabolites ou isomères dans le sérum et le sang total par LC-ESI-MS. *Toxicorama* **10**(2):73-9.

Savage C (1955) Variations in ego feeling induced by D-lysergic acid diethylamide (LSD-25). *Psychoanal Rev.* **1**:1–16.

Siddik ZH, Barnes RD, Dring LG, Smith RL, Williams RT (1979) The fate of lysergic acid di[14C]ethylamide ([14C]LSD) in the rat, guinea pig and rhesus monkey and of [14C]iso-LSD in rat. *Biochem Pharmacol.* **28**:3093–101.

Sigafoos J, Green VA, Edrisinha C, Lancioni GE (2007) Flashback to the 1960s: LSD in the treatment of autism. *Dev Neurorehabil.* **10**(1):75-81.

Sklerov JH, Kalasinsky KS, Ehorn CA (1999) Detection of lysergic acid diethylamide (LSD) in urine by gas chromatography–ion trap tandem mass spectrometry. *J Anal Toxicol.* **23**:474-8.

Sklerov JH, Magluilo J, Shannon KK, Smith ML (2000) Liquid chromatography–electrospray ionization mass spectrometry for the detection of lysergide and a major metabolite, 2-oxo-3-hydroxy- LSD, in urine and blood. *J Anal Toxicol.* **24**:543–9.

Skopp G, Potsch L, Mattern R, Aderjan R (2002) Short-term stability of lysergic acid diethylamide (LSD), N-desmethyl-LSD, and 2-oxo-3-hydroxy-LSD in urine, assessed by liquid chromatography– tandem mass spectrometry. *Clin Chem.* **48**:1615–8.

Smith DE, Seymour RB (1985) Dream becomes nightmare: adverse reactions to LSD. *J Psychoactive drugs.* **17**:297-303.

Snyder SH, Reivich M (1966) Regional localization of LSD in monkey brain. *Nature.* **209**:1093–5.

Titeler M, Lyon RA, Glennon RA (1988) Radioligand binding evidence implicates the brain 5-HT2 receptor as a site of action for LSD and phenylisopropylamine hallucinogens. *Psychopharmacology.* **94**:213–6.

Touret M, Kitahama K, Geffard M, Jouvet M (1987) 5-Hydroxytryptophan (5-HTP)-immunoreactive neurons in the rat brain tissue. *Neurosci Lett.* **80**:263-7.

Udenfriend S, Shore PA, Bogdanski DF, Weissbach H, Brodie BB (1957) Biochemical, physiological, and pharmacological aspects of serotonin. *Recent Prog Horm Res.* **13**:1-13.

Veress T (1993) Study of the extraction of LSD from illicit blotters for HPLC determination. *J Forensic Sci.* **38**(5)1105-10.

Vincent F. Hallucinogènes. Dans : Kintz P, Toxicologie et pharmacologie médico-légales, Edition Elsevier, 1998 ; pp. 555-93.

Vollenweider FX, Vollenweider-Scherpenhuyzen MF, Bäbler A, Vogel H, Hell D (1998) Psilocybin induces schizophrenia-like psychosis in humans via a serotonin-2 agonist action. *Neuroreport.* **9**(17):3897-902.

Vollenweider FX, Vontobel P, Hell D, Leenders KL (1999) 5-HT modulation of dopamine release in basal ganglia in psilocybin-induced psychosis in man – A PET study with [11C]raclopride. *Neuropsychopharmacol.* **20**:424–33.

Vollenweider FX, Kometer M (2010) The neurobiology of psychedelic drugs: implications for the treatment of mood disorders. *Nat Rev Neurosci.* **11**(9):642-51.

Von Hungen K, Roberts S, Hill DF (1974) LSD as an agonist and antagonist at central dopamine receptors. *Nature.* **252**:588–9.

Watts VJ, Lawler CP, Fox DR, Neve KA, Nichols DE, Mailman RB (1995) LSD and structural analogs: pharmacological evaluation at D1 dopamine receptors. *Psychopharmacology*. **118**(4):401-9.

Webb KS, Baker PB, Cassells NP, Francis JM, Johnston DE, Lancaster SL, Minty PS, Reed GD, White SA (1996) The analysis of lysergide (LSD): the development of novel enzyme immunoassay and immunoaffinity extraction procedures together with an HPLC–MS confirmatory procedure. *J Forensic Sci.* **41**: 938–46.

White SA, Catterick T, Harrison ME, Johnston DE, Reed GD, Webb KS (1997) Determination of lysergide in urine by high-performance liquid chromatography combined with electrospray ionisation mass spectrometry. *J Chromatogr B Biomed Sci Appl.* **689**(2):335–40.

White SA, Kidd AS, Webb KS (1999) The determination of lysergide (LSD) in urine by high-performance liquid chromatography–isotope dilution mass spectrometry (IDMS). *J Forensic Sci.* **44**:375–9.

Woolley DW, Shaw W (1954) A biochemical and pharmacological suggestion about certain mental disorders. *Proc Natl Acad Sci.* **40**:228–31.

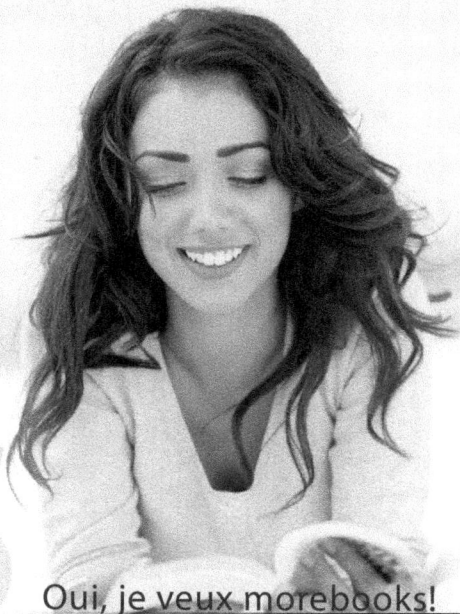